中医药文化精品丛书

丛书主编　董明培

中医智慧之门

——解密先贤的经典养生智慧

编　著　牛淑平　孙克勤　张　倩
　　　　朱长刚　黄　辉　靳晨晨

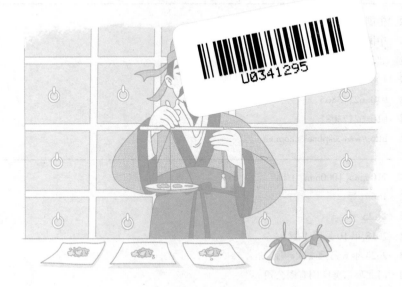

中国科学技术出版社

·北　京·

图书在版编目（CIP）数据

中医智慧之门：解密先贤的经典养生智慧 / 牛淑平等编著 . — 北京：中国科学技术出版社，2018.10（2024.6 重印）

（中医药文化精品丛书 / 董明培主编）

ISBN 978-7-5046-8155-3

Ⅰ . ①中… Ⅱ . ①牛… Ⅲ . ①养生（中医）Ⅳ . ① R212

中国版本图书馆 CIP 数据核字（2018）第 225299 号

策划编辑	焦健姿　黄　辉	
责任编辑	黄维佳	
装帧设计	长天印艺	
责任校对	刘　健	
责任印制	徐　飞	

出　　版	中国科学技术出版社
发　　行	中国科学技术出版社有限公司销售中心
地　　址	北京市海淀区中关村南大街 16 号
邮　　编	100081
发行电话	010-62173865
传　　真	010-62173081
网　　址	http://www.cspbooks.com.cn

开　　本	710mm×1000mm　1/16
字　　数	166 千字
印　　张	11.25
版　　次	2018 年 10 月第 1 版
印　　次	2024 年 6 月第 2 次印刷
印　　刷	河北环京美印刷有限公司
书　　号	ISBN 978-7-5046-8155-3 / R · 2318
定　　价	46.00 元

丛书编委会

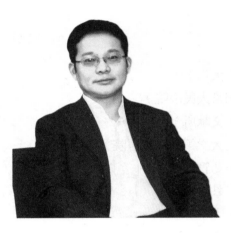

董明培，男，1963 年 10 月生，医学硕士，皖南医学院特聘教授。先后任安徽省卫生厅医政处处长和省中医药管理局局长、省卫生计生委副主任等职务，并兼任安徽省中医药学会顾问、安徽省医院管理协会副会长、《世界中医药》杂志理事会副理事长等职务，多次参加国内外学术交流并应邀作专题讲座，发表相关理论文章十余篇，组织编撰《安徽国医名师临证精粹》，参与编写《卫生管理学》教材及《现代中医临床实用技术》，在医院管理、医药卫生改革和中医药文化建设等领域具有较高的理论水平和学术造诣。

内 容 提 要

　　"治百病"是一个很受百姓欢迎的词语，因为每个人都希望真的存在一种可以包治百病的神奇疗法保佑自己健康一生。中医古文献中提到过不少"治百病"的方法，但文献里的"治百病"往往只是通过合适的方法来强身健体，提高机体抵抗力，从而达到防止或控制诸多疾病发生发展的效果。中医强调"急者治标，缓者治本"。"治标"和"治本"两方面虽是相辅相成的，但是很多时候不能互为替代。

　　本书介绍了许多中医基本知识，可以帮助读者了解如何吃才舒适，怎么练才科学，从而真正享受中医养生保健、防病治病的益处。作为传统文化代表的中医理论蕴含着丰富的中华民族智慧，我们应该从中医知识中获得更多智慧及科学实用的养生保健技术。本书适合中医爱好者和重视健康保健的人群阅读参考。

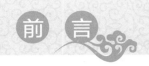

前 言

　　中医药是中华先祖留给我们后人的一份丰厚的科技文化遗产。从2006年起，先后共有三批21项中医药项目被列入我国《国家级非物质文化遗产名录》；2010年11月，针灸被联合国教科文组织列入《人类非物质文化遗产代表作名录》，同年5月《黄帝内经》《本草纲目》入选《世界记忆遗产名录》。2015年10月中国科学家屠呦呦因发现抗疟成分青蒿素而获得诺贝尔生理或医学奖，就得益于晋代《肘后备急方》的记述；2016年4月科技部、中宣部颁布的《中国公民科学素质基准》将天人合一、阴阳五行纳入其中；2016年12月《中华人民共和国中医药法》颁布。可以说，中医药是中华传统文化中最有价值、最具代表性的精华内容之一，是中华文化软实力的重要组成部分。为了贯彻落实党和国家支持中医药发展的方针政策，宣传中医药科技文化内涵，传授和推广中医药养生保健、防病治病的方法，满足人民群众对中医药知识的需求，蒙国家中医药管理局立项支持，我们组织专家编撰了一套权威可靠、科学准确、通俗易懂、简便易学的中医药文化精品丛书，本书就是这套丛书的扛鼎之作。

　　爱因斯坦都曾说，"西方科技如果少了东方智慧，就会变成瞎子；东方智慧如果少了西方科技，就会变成瘸子"。作为传统文化代表的中医理论蕴含着丰富的中华民族智慧，我们应该从中医知识中获得智慧和力量以及一些科学的、实用的养生保健技术。本册书分"阴阳五行""藏象学说""中医诊断""针灸学说""治则方药""中医养生"六部分，提供原汁原味的中医智慧。

　　"文化是民族的血脉，是人民的精神家园"，十九大明确要求"推动中华优秀传统文化创造性转化、创新性发展"，"培育和践行社会主义核心价值观"，而中医药正是建设社会主义核心价值体系、建立中华民族共有精神家园的重要内容，推进中医药文化建设也正是满足人民群众健康和文化需求的必然选择。我们在策划编撰中医药文化精品丛书时，就提出了权威性、系统性、实用性、趣味性、特色性的高标准，要求丛书既要品位高雅、权威科学，又要风趣幽默、雅俗共赏，具有亲和力和普适性，要面向大众、紧密结合群众养生防病的生活实际，生动形象地介绍中医文化知识。我们希望，这套丛书能够切实推动中医药健康文化的创造性转化、创新性发展，为老百姓提供喜闻乐见，看得懂、学得会、用得上的中医药知识，能够为广大人民群众认识世界打开一扇新的窗口，能够为人们的思维插上一双灵动的翅膀，能够在新时代谱写出一曲"悬壶济世""经国济民"的崭新篇章。

董明培

戊戌立春

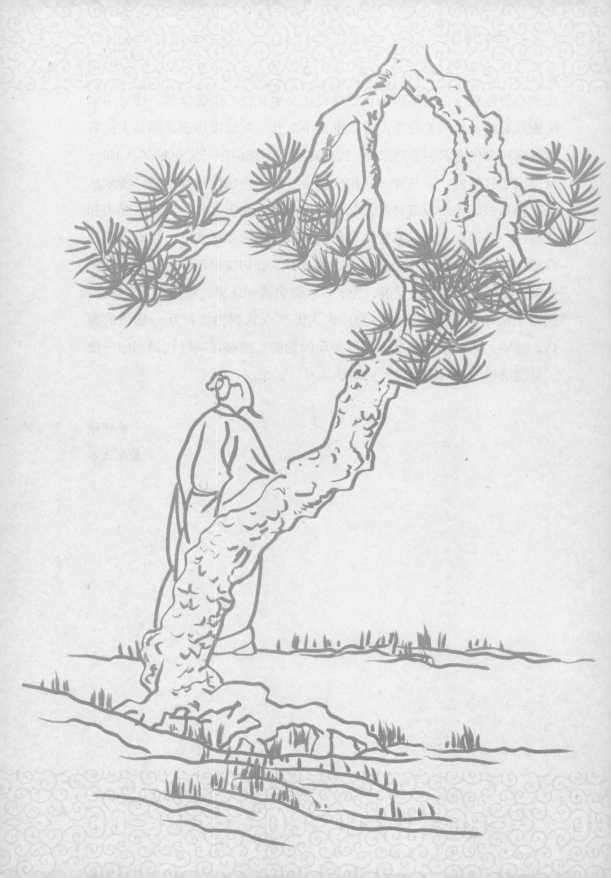

目 录

阴阳五行

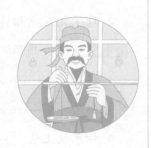

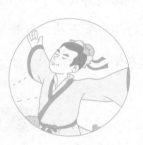

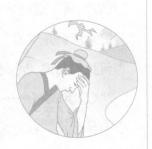

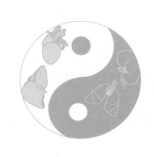

藏象学说

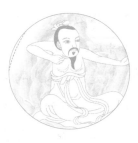

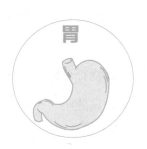

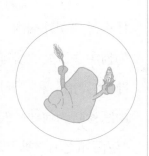

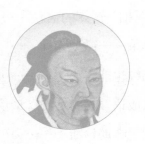

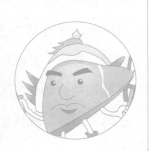

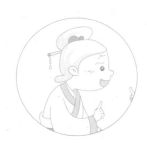

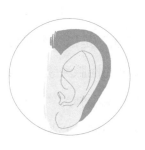

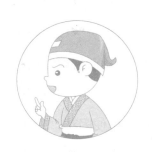

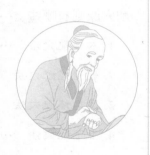

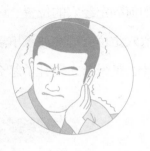

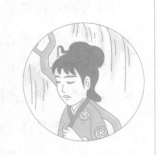

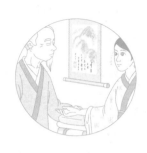

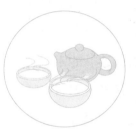

治则方药

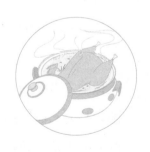

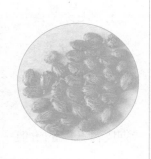

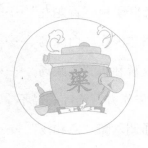

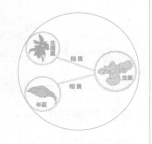

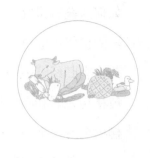

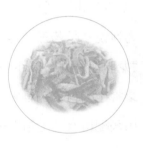

中医养生

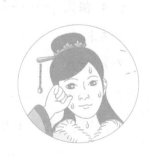

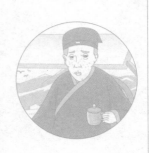

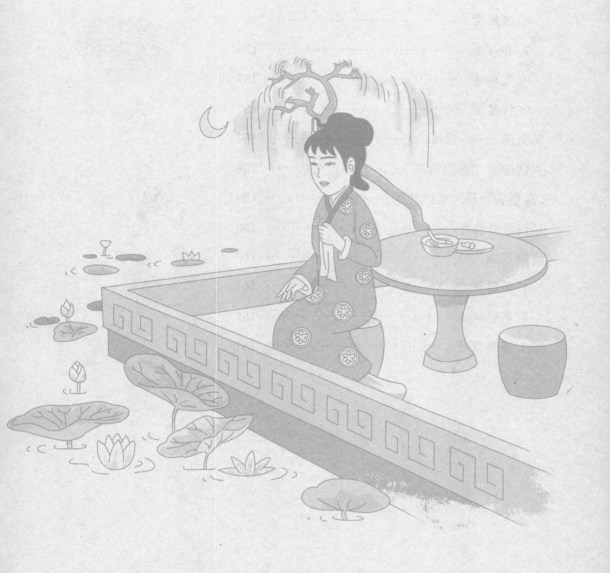

阴阳五行

导言

　　阴阳五行学说是中华传统的核心学术理论体系，是归纳和概括天地万物及其属性与人类实践知识的一个纲领，又是阐释万事万物变化规律的一种认识论，还是指导人们进行自然社会实践活动的一种方法，已被列入2016年科技部、中央宣传部印发的《中国公民科学素质基准》之中。中医学以阴阳五行学说为纲领，在医疗实践经验基础上进行分门别类的归纳，以解释人与自然之间的关系，阐释人体生理现象、病理变化、病因病机及其相互之间的关系，如果抽去阴阳五行这一内核，中华数千年积累下来的包括中医药学在内的知识经验就立刻变成一盘散沙，甚至灰飞烟灭。我们应该珍惜和保护中华文明的人文生态环境，以免"水土流失"而最终失去自己特有的精神家园。

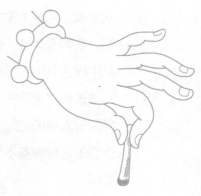

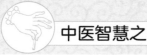

"中医"就是指中国的医学吗

1. 中医并非"中国的医学"

很多人把"中医"理解为"中国的医学"。然而，"中医"一词，最早见于《汉书·艺文志》的"有病不治，常得中医"。说明早在距今2000多年前的西汉时代就有了"中医"一词，但那时还没有西医，西医传入中国是在西汉以后又过了1700多年的明末。可见，中医的"中"，并不是指中国。

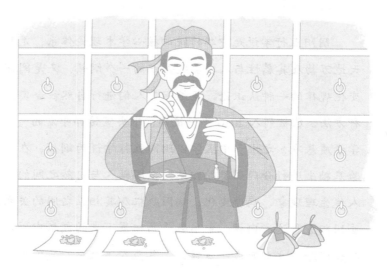

2. 中医的"中"为中和之意

中医认为，人体的阴阳保持中和，才会取得平衡不会生病。阴阳失衡，则疾病必来。中医有句名言："持中守一而医百病"，这是对"中医"最恰当的注解。意即身体若一直保持中和之气，就会百病全无。所以"尚中"和"中和"是中医之"中"的真正含义。

3. 中医的"中"并非与西医的"西"相对

西医传入中国的时间距"中医"一词诞生的时间约1700多年，那时的西汉人连西医是何物都不知道，因此不能把"中医"的"中"字作为区别"西"医的依据。

中医只是"看病"的学问吗

1. 中医不仅治病，还能防病

现代人对中医的理解往往职业化、局限化了，认为生病了才需要去中医院找中医大夫，没病的时候中医就和我没关系了，这其实是一个认识上的误区。中医强调"治未病"的理念，"治未病"与"治已病"是辩证的关系。也许有人会问："没病需要治吗？"中医高明之处就在这里。"治未病"的"治"是"治理""调理"之意，而最佳的调理往往寓于日常生活之中。生活中吃什么、怎么吃，都有很深的医理在里面。古代一位著名医家形容中医之道的功绩在于"夭可使寿，弱可使强，病可使痊，困可使起"，就是说，中医可以使人长寿，可以使体质弱的人强壮起来，可以使身患病痛的人得以痊愈，可以使困苦的人摆脱困境。汉代医圣张仲景也告诉我们，中医"上以疗君亲之疾，下以救贫贱之厄，中以保身长全，以养其生"。即我们学会了中医学，可以疗疾，可以救贫，对自身可以"保身长全"，少得病，甚至不得病。

2. 中医更是生活智慧和道理

中医不仅是技术，更是一门不受职业限制的、人人都可以追求的学问。说中医学是一门生存智慧的学问一点不为过，生活处处皆中医。中医的"不偏不倚、以平为期"的中和之道，正是我国传统文化的体现。

中医奠基著作 ——《黄帝内经》

我们说中医是传统医学，是因为中医的思维方式和模式是形成于中国的上古时代（秦汉以前），中医理论的奠基著作就是成书于秦汉时期的《黄帝内经》（简称《内经》）。这本书分为《素问》和《灵枢》两部分，重点论述了脏腑、经络、病因、病机、病证、诊法、治疗原则以及针灸、养生和运气等内容。

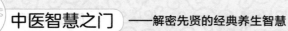

　　《内经》理论体系是在古代哲学思想的影响下，加上古代科技知识的渗透，以及长期医疗实践总结的基础上形成的。《内经》形成时代，封建社会建立，经济繁荣，学术思想也空前活跃，"诸子蜂起，百家争鸣"，是中国历史上哲学思想最辉煌的时期。代表当时先进水平、具有唯物论和辩证法思想的"阴阳五行学说"很自然地被引入医学领域，作为认识论和方法论来解释生命现象，构建并形成了独特的中医学理论体系。古人用联系的、协调统一的法则，认识自然界的事物和现象以及它们之间的相互关系，构成了天人相应的整体观学术特点。

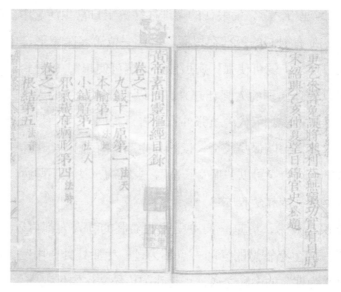

　　在理论形成过程中，《内经》同时吸收了当时自然科学的研究成果，尤其是天文、历法、气象、地理及物候等相关内容。

　　在《内经》成书之前，古代劳动人民在与疾病斗争中，已经开展过大量的医疗活动，并通过对生命现象的长期观察，积累了较为丰富的医疗知识和实践经验。从《内经》书中引证的大量的古代医学文献可以看出，前人已对医疗实践及医学经验做了理论性总结，这为《内经》理论形成奠定了基础。

神秘的阴阳学说

1. 阴阳学说的起源

阴阳学说起源于我们的先民对自然现象的长期观察和总结。"阴"和"阳"的本质区别在于太阳能否照到，在"日出而作，日落而息"的古代农业社会，太阳对人类生活作息的影响非常大，以至于人类根据太阳的向背形成了"阴阳"观念。阳光能够照射到的地方让人感到明亮和温暖，白天晴朗的时候阳光充足，动物活动频繁……这样，便有了明暗、冷暖、日夜、阴晴、动静等对立联系。更进一步地，人类发现阴阳观念在其所处环境中具有普遍适用性，诸如男女、高低、水火、刚柔等，这些相互对立的范畴均能被纳入阴阳观念中。基于此，阴阳由其本义逐渐扩展，涵盖内容也越来越丰富，可谓天地万象无所不包，其本身的意义越来越抽象，终于上升为一对相互对立而又相互关联的哲学范畴，成为当时人们解释自然和研究自然的方法论。

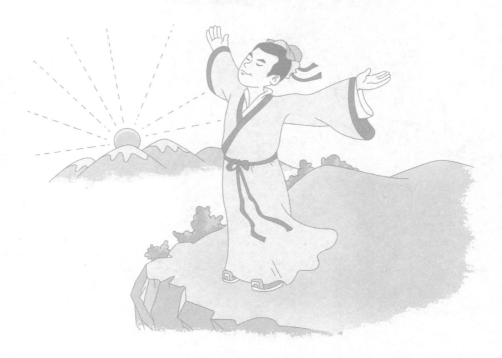

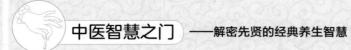

2. 什么是阴阳失调

[案例] 张先生年近五十，他工作压力大，做事认真，经常到午夜12点以后才能入睡，醒后难再入睡。白天头昏昏的，心烦口干，记忆力渐降，舌质淡红，苔少，脉细、有弦意略数，他从有关资料中得知，这是体内阴阳失调所致。

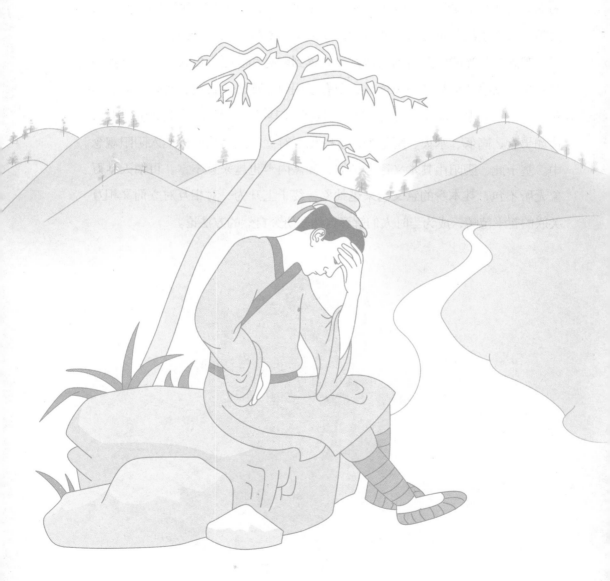

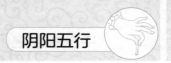
那么，什么是阴阳失调？有何表现？

[解析]张先生处在"人年四十，阴气过半"的年龄段，阴精暗耗，加之如今他正是家庭、事业、社会的中坚，努力工作、压力大，则阴精消耗超过常人。"精气夺则虚"。精为阴，精涵盖精血津液，精亏则阴虚不能制阳，阳气相对偏亢，而阴虚生内热。所以出现了张先生的所述症状。

阴阳失调的表现形式是阴阳的偏盛偏衰和互损转化。

阴阳偏盛是属于阴或阳任何一方高于正常水平的病理状态。阳偏盛表现为高热烦躁、面赤、口干唇燥、舌红少津、脉数等一派实热症状。阴偏盛表现为面白形寒、脘腹冷痛、泻下清稀、畏寒蜷缩、肢冷、舌质淡、苔白、脉迟伏等一派虚寒症状。

由于阴阳的互根互用，所以阴阳偏盛偏衰到一定程度时，就会出现阴损及阳、阳损及阴的阴阳两虚的病证，当然阴阳两虚还有偏阳虚和偏阴虚的不同。

阴阳偏衰是阴或阳低于正常水平的病理状态。阳虚表现为面色苍白、畏寒肢冷、神疲蜷卧、自汗、舌淡脉微的虚寒证。阴虚表现为低热、潮热、盗汗、五心烦热、舌红少苔、脉细数等虚热证。本案的张先生就属于阴虚有热。

完美的图形 —— 太极图

我们的古人聪明地创造了中华和谐美第一图——太极图。太极图是中国古代先民概括阴阳易理、探讨宇宙人生变化和发展规律的图式，是中华民族智慧的结晶。太极图博大精深，玄妙幽深，宛若一帖无字天书。它是静态的，又是动感的；它是原始的，又是现代的；它是神秘的，又是科学的；它是中国的，又是世界的。

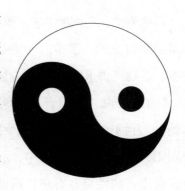

太极图又称阴阳鱼，古代药店常以阴阳鱼作为中医标志，不仅说明中医理论体系的形成与《易经》和阴阳学说有关，还表明医生和药铺就像鱼一样，昼夜睁着眼睛，随时能为病人看病取药。

阴阳鱼呈圆形，象征事物的永恒，循环式的运动状态也象征人的生命起源。圆周内分左右两部分：左为白鱼，头向上代表阳；右侧为黑鱼，头向下代表阴。阴阳鱼的眼睛又是一个小太极图，这说明阴中有阳，阳中有阴，阴阳之中可再分阴阳。事物的发展是无限的，事物划分阴阳也是无穷无尽的。此图表达了事物的对立性、统一性、互根性及相互转化的特性。

中医学以阴阳鱼为思维模式阐述人体的生理和病理变化。人的健康状态是阴阳处于动态平衡的和谐状态，即人体内环境的稳定性，阴阳失调则是人体的疾病状态，阴阳离决则是人的死亡状态。

太极图简单明了，一个圆圈、一条曲线、两个圆点，构成两条可爱的黑白胖头鱼（阴阳鱼），但却寓意深刻、雍容大气，包容了世上的万事万物。无论从美学角度、科学角度、文化角度还是哲学角度，太极图都堪称中华第一图，更是中华民族的一项伟大发明。

万物都分阴阳，都能用阴阳现象解释，是真的吗

自然界中，空间的"东、西"与"南、北"、时间的"春、夏"与"秋、冬"都是阴阳对立的。宇宙内无论空间也好，时间也好，都遵循着阴阳原理而变迁着。万物皆讲求阴阳平衡，生活在宇宙中的人同样如此。

《内经》说"阴阳者，天地之道也，万物之纲纪，变化之父母，生杀之本始"。万物皆有阴阳属性，如：四季中春夏属阳，秋冬属阴；五方中，东南属阳，西北属阴；五脏中，心肝属阳，肺肾属阴。具体到病理方面，病位有表有里、病性有寒有热、病证有虚有实，这都是疾病过程中所表现的一组组既对立而又统一的正反现象。对这些正反现象，就可以用阴阳来加以概

括，如临床表现方面，阴证多见：面
色暗淡，精神萎靡，身倦肢冷，气短
懒言，口不渴，尿清便溏，舌淡，脉
沉细无力等。阳证多见：面红身热，
神烦气粗，声大多言，口渴饮冷，尿
赤便干，苔黄，脉数有力等。临床上
往往把阳盛之热称作"实热"，把阴虚

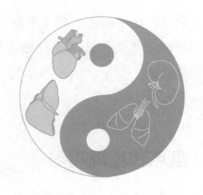

之热称作"虚热"，把阴盛之寒称作"实寒"，把阳虚之寒称作"虚寒"。

　　人之阴阳与自然阴阳的平衡原理是一致的。阴阳是高度抽象的概念，中
医用阴阳原理阐释生命现象是建立在完整的理论体系上的，其在阴阳总纲之
下，还要结合脏腑辨证、气血辨证、六经辨证等理论以具体指导临床应用。

"平衡阴阳"就是把握人体健康的方向盘

　　中医认为，阴阳失调，人就会不舒服，治病的根本就是调和阴阳。疾病
尽管错综复杂，但把握住了阴阳就好像是把握住了生命的方向转盘。

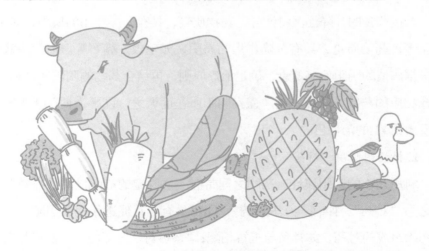

　　中医总是努力保持人体的阴阳变化与自然界四时阴阳变化协调一致，
主张顺应自然。春夏养阳，秋冬养阴，精神内守，饮食有节，起居有

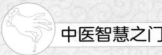

常，做到"法于阴阳，和于术数"，借以保持机体内部以及机体内外环境之间的阴阳平衡，从而达到增进健康、预防疾病、延年益寿的目的。通过补偏救弊，促使"阴平阳秘"，恢复阴阳相对平衡，是中医治病的基本法则。

盘点药性寓阴阳

治疗疾病，不但要有正确的诊断和确切的治疗方法，同时还必须熟练地掌握药物性能。根据治疗方法，选用适宜药物，才能收到良好的疗效。药性主要包括四气（四性）、五味、归经、升降浮沉及有毒、无毒等方面。

1. 四气五味之阴阳

四气（又称四性）有寒、热、温、凉。五味有酸、苦、甘、辛、咸。四气属阳，五味属阴。四气之中，温热属阳，寒凉属阴。五味之中，辛味能散、能行，甘味能益气，故辛甘属阳，如桂枝、甘草等；酸味能收，苦味能泻下，故酸苦属阴，如大黄、芍药等；淡味能渗泄利尿（物质的浓淡对比而言，浓属阴，淡属阳），故属阳，如茯苓、通草；咸味药能润下，故属阴，如芒硝等。若按药物的升降浮沉特性分，药物质轻，具有升浮作用的属阳，如桑叶、菊花等；药物质重，具有沉降作用的属阴，如龟板、赭石等。治疗疾病，就是根据病情的阴阳偏盛偏衰，确定治疗原则，再结合药物的阴阳属性和作用，选择相应的药物，从而达到"谨察阴阳所在而调之，以平为期"（《素问·至真要大论》）的治疗目的。

2. 根据阴阳用"对药"

利用药物的阴阳属性，药物之间常有一些固定的搭配以加强疗效，我们称之为"对药"。如有"互根对药"，即由具有相互促进作用但阴阳属性不同的药物组成的对药，如党参与玉竹相配；"寒热对药"即由寒凉性药与温热性药组成的对药，如干姜与栀子相配；"升降对药"即从升降两个方向同时进行调理的对药，如葛根与厚朴；"散收对药"如桂枝配白芍，一散一收，开合相济，调和营卫等。

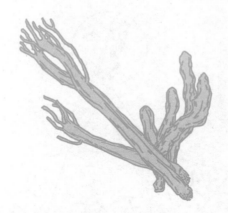

阴阳原理用于疾病的治疗，不仅用以确立治疗原则，而且也用来概括药物的性味功能，作为指导临床用药的依据。

"五"与"五行"的无穷魅力

1. "五"容万物

中国古代把数字分为阳数和阴数，奇数为阳，偶数为阴。阳数中九为最高，五居正中，因而《易经》中以"九"和"五"象征帝王的权威，称之为"九五之尊"。中国人喜爱"五"这个数字还因为这个数字很大气，前面说过，宇宙方位不外东西南北中，宇宙时间不外春夏（长夏）秋冬，时空统一于五，万事万物容纳其中。所以"五方"可以涵盖一切方位，"五季"可以涵盖一切时间。

2. 五行学说是阴阳学说的发展

五行，不仅特指木、火、土、金、水这五种物质本身，而且代表这五种物质的性质和作用。五行，也就成了五种基本走势。木火土金水，就是基于阴阳运动方式做出的定义。一日中，太阳东升西降；一年中，春生夏长秋收冬藏。古人把一年分为五季即所谓的"木为东方，为春季，火为南方，为夏季，土为中央，为长夏，金为西方，为秋季，北为北方，为冬季"。所以五行代表阴阳二气周期性相对变化的五个不同阶段。可以说，五行学说是阴阳学说的引申和发展。

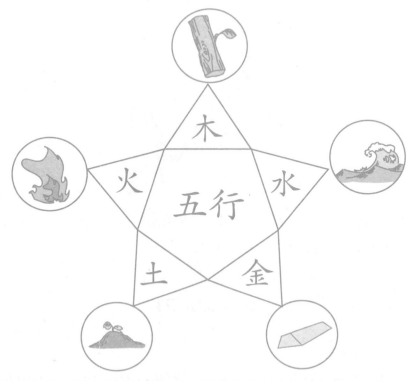

　　五行学说采用"取类比象"和"推演络绎"的方法，将宇宙间的所有事物和现象（包括人）的不同性质、作用和形态与五行的特性进行类比，从而分别归属于木、火、土、金、水五行之中。凡具有生发、柔和、条达、舒畅等性质和作用者，统属于木；具有温热、炎上等性质和作用者，统属于火；具有承载、生化、长养等性质和作用者，统属于土；具有收敛、肃降、清洁等性质和作用者，统属于金；具有寒凉、滋润、向下等性质和作用者，统属于水。就这样，五行将人体的生命活动与自然界的事物和现象联系起来，形成了人体内外互相关联的五行结构系统。如日出东方、人体的肝喜条达与木的升发、条达特性相似，故将东方、肝归属于木，这就是取类比象法。根据已知的某些事物的五行归属，推演归纳其他相关的事物的方法是推演络绎法。如已知肝属木，由于肝合胆，主筋膜，其华在爪，开窍于目，因此可推演络绎出胆、筋、爪、目归属于木，称为"肝系统"，依此类推。

生克乘侮话五行

1. 乘虚侵袭，克太过

[案例]徐女士近一个月总觉得心里有放不下的感觉，纳谷不香，脘胀嗳气，善太息或烦躁。追问再三，她说：自办古琴培训班，要把事办好，把孩子教好，有许多事要做，不免要多加思考。就是这件事，别无其他。不解其因，故求医解惑。

[解析]患者办事认真，操事性急，致肝气郁结，肝木旺盛，横克脾土，故出现上述症状。

[相关链接]五行生克是正常的生理关系。

五行相生：木生火，火生土，土生金，金生水，任何一行都有"我生""生我"两面性，生我者为母，我生者为子，《难经》比作"母子关系"。

五行相克：木克土，土克水，水克火，火克金，金克木。任何行都是有"克我""我克"两方面的关系。

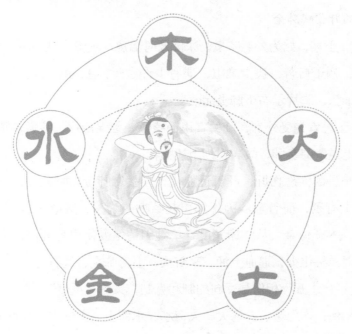

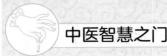

生克关系是相互资生又相互制约的，维持着平衡协调。五行中一行亢盛，必然随之有另一行制约，以防亢而为害，即相生中有克制，克制中有发展，如此循环往复。五行相克出现过度的制约或牵制时，会出现相乘，即乘虚侵袭的现象。徐女士属于肝气过旺，脾土正常，使两者之间失去正常平衡状态，所以出现了"木亢乘土"的现象。

2. 恃强凌弱，反侮人

[案例] 李某来诉：阵发性肠鸣腹痛，即解软便或溏便，便后腹痛肠鸣暂缓，日大便1～3次，已3个月之久，病情的反复与情绪、寒冷及饮食油腻等有关，肠镜检查无特殊，诊其脉细弦。诊断为肠易激综合征。

[解析] 患者起于病初腹泻后发展成痛泻，即脾土虚在前，肝木乘在后。

[相关链接] 五行相乘的次序与相克相同，即木乘土、土乘水、水乘火、火乘金、金乘木。五行相乘有"太过"和"不及"两种情况。徐案为"太过"，"肝亢乘脾"。李案为"不及"，"脾虚肝乘"。因脾土先虚，肝木虽处正常状态，土仍难以承受木的克制，因而造成木乘土虚而侵袭，使土更虚，叫"土虚木乘"，致使李女士病情迁延。

3. 火灼肝伤侮肺金

[案例] 王某，始为外感咳嗽，未能及时治愈。现阵发性咳嗽，咳时面红，胸胁隐痛，咽干口苦，痰少难出，偶有少许血丝，患病已有两周。舌边偏红苔少，脉细弦，胸片示右下肺炎症改变。

[解析] 患者先受外邪，肺失宣肃而咳嗽，延误治疗，咳嗽加重，引动肝火，气火上逆致侮金肺，故表现为上述症状。

还有一种因大怒伤肝，肝气迅速化火，上侮肺金而咯血的，同为木火刑金，程度上有别，前者轻浅因外邪引起咳嗽的为多，久咳不愈，肝气郁结，肝郁化火，木旺侮金。从临床角度，单纯因情绪变化引起肝郁化火侮金而咳者少之。因暴怒化火，逼血上涌，来势快，上侮肺金者偶有之。

[相关链接] 五行相侮是反向约制和克制，又称"反克"。

五行相侮：木侮金、金侮火、火侮水、水侮土、土侮木。五行相侮有"太

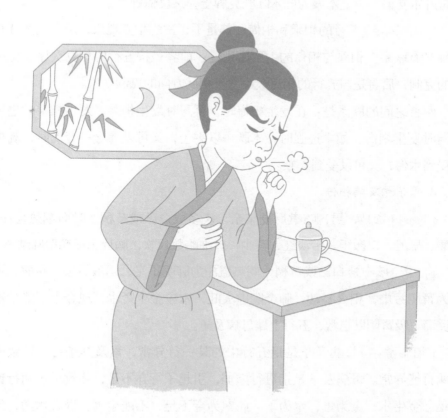

过"和"不及"两种情况。太过所致的相侮，是指五行中的某一行过于强盛，使原来克制它的一行不仅不能克制它，反而受到它的反向克制。王案就是咳嗽不愈，引动肝气化火反克肺金，称之为"木亢侮金"。

不及所致的相侮，是指五行中某一行过于虚弱，不仅不能制约所胜的一行，反而受到其所胜行的"反克"。如正常情况下，金克木，木克土，现在木过度虚弱时，则不仅金来乘木，而且土也因木虚而"反克"之，这叫"木虚土侮"。

[案例] 汪某，女，嗳气腹胀，纳少便软，咳嗽面红，咳时胸胁或有掣痛，口苦、咽干、痰少，舌淡边偏红，苔薄白而少，脉细有弦意。

[解析] 嗳气脘胀，纳少便软是肝木气结，脾土气虚，为肝木克脾土；咳嗽痰少，口苦咽干，咳时胸胁掣痛是肝木克肺金；舌边偏红，脉弦口苦、胁

痛是肝木亢盛。总之本案为肝木旺既克脾土，又反侮肺金。

[相关链接] 五行的相乘和相侮，都是不正常的相克现象，两者之间既有区别又有联系。相乘与相侮的主要区别是：前者是按五行的相克次序发生过度的克制，后者是与五行的相克次序发生相反方向的克制现象。

两者之间的联系是：在发生相侮时，可同时发生相乘，发生相乘时也可以同时发生相侮。如木过强时，木既可以乘土，又可以侮金；金虚时，既可以受到木侮，又可以受到火乘。

4. 母子相及病相传

[案例] 章某，男，咳嗽反复年余，痰多或白黏或黄稠，时而潮热盗汗、腰酸、早泄、口微干。舌淡红，苔少，脉细略数尺软，胸片示浸润型肺结核。

[解析] 咳嗽痰白黏或黄稠，潮热盗汗为肺阴不足，阴液亏损，腰酸、早泄为肾阴亏虚，相火妄动。肺金阴虚火旺，本应金生肾水，现金亏不能生肾水反而下吸肾阴以自救，五行上属母病及子。

[相关链接] 母病及子是指五行中的某一行异常，累及其子行，导致母子两行皆异常。母病及子是指母行虚弱，引起子行亦不足，终致母子两行皆不足。金生水，金为母，水为子。此案为金不足，不能生水，导致水虚，终致金水两亏，母子俱衰。

子病及母，有三种情况：一是子行亢盛，引起母行也亢盛，结果子母皆亢盛，如心火为子，肝木为母，心火亢盛可致肝火旺盛，出现失眠、口疮、心悸、尿黄、心烦易怒等症。二是子行虚弱，上累母行，引起母行亦不足，致子母俱不足。如心血不足而及肝木血虚，出现失眠、健忘、心悸、视物模糊、头昏、指甲苍白、月经量少、脉细等心肝血虚的表现，这是子病（心火）累母（肝木），子母皆虚。三是子行亢盛，损伤母行，以致子盛母衰。如水生木，水为母，木为子，木气亢盛，化火伤阴，则求母救助，下劫肾阴，则肾水亏虚，出现心急易怒，目赤、口苦、胁痛便秘、腰酸耳鸣、口干饮少、头痛、头昏、舌淡红或正红、舌苔少、脉细弦或细弦尺软略数以及血压升高等子盗母气、肝火旺、肾阴亏的症状。

根据五行理论调理人体五脏的常用法则

临床上，根据五行原理，综合四诊，推断病情，可以确定治疗原则和制订治疗方法。常用的法则有很多，具体如下。

1. 补母

即"虚则补其母"，用于母子关系的虚证。如肾阴不足，不能滋养肝木，而致肝阴不足者，称为水不生木或水不涵木。其治疗不直接治肝，而补肾之虚。因为肾为肝母，肾水生肝木，所以补肾水以生肝木，又称"滋水涵木"法。又如肺气虚弱发展到一定程度，可影响脾之健运而导致脾虚。脾土为母，肺金为子，脾土生肺金，所以可用补脾气以益肺气的方法治疗，又称"培土生金"法，适用于临床久咳不已、痰多清稀或痰少而粘、食欲减退、大便溏薄、四肢乏力及舌淡脉弱之症。

2. 泻子

即"实者泻其子"，用于母子关系的实证。如肝火炽盛，有升无降。出现肝实证时，肝木是母，心火是子，这种肝之实火的治疗，可采用泻心法，泻心火有助于泻肝火。

3. 抑木扶土法

抑木扶土法是以疏肝健脾药治疗肝旺脾虚的方法。疏肝健脾法、平肝和胃法和调理肝脾法皆属此法范畴，适用于木旺克土之证，临床表现为胸闷胁胀、不思饮食、腹胀肠鸣、大便或秘或溏或脘痞腹痛、嗳气、矢气等。

4. 佐金平木法

佐金平木法是清肃肺气以抑制肝木的一种治疗方法，又称泻肝清肺法。临床上多用于肝火偏盛，影响肺气清肃之证，又称"木火刑金"。表现为胁痛、口苦、咳嗽、痰中带血、急躁烦闷、脉弦数等。

5. 泻南补北法

泻南补北法即泻心火滋肾水，又称"泻火补水"法、滋阴降火法。适用

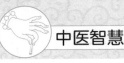

于肾阴不足，心火偏旺，水火不济，心肾不交之证。该证表现为腰膝酸痛、心烦失眠、遗精等。因心主火，火属南方；肾主水，水属北方，故称本法为泻南补北，这是水不制火时的治法。

五行生克配五味，五味平衡脏腑宁

五味之间也存在制约关系。因为酸味主收，辛味主散，所以辛味与酸味相克；因为辛味主升，苦味主降，所以苦味与辛味相克；因为甘味主补，苦味主泻，所以苦味与甘味相克；因为咸味主润，苦味主燥，所以苦味与咸味相克。五味之间保持平衡，人就不会生病；五味之间失去平衡，五脏之间也会失去平衡，从而导致病变。

治疗时还应利用五味间的生克关系对药物进行配伍，以达到缓和药性减小其毒副作用的目的。譬如：酸味敛涩，配以甘味则可去涩，酸甘相合还可生化阴液；苦味性寒，甘味性温，苦味配以甘味可减小其凉性；苦味偏燥，酸可生津润燥，苦味配以酸味可减小其燥性；辛味辛辣，酸味主收，甘味滋润，辛味配以酸味或甘味就不致升散太过；辛味偏热，苦味、咸味偏寒，辛味配以苦味或咸味可减小其热性。

天人相应

中医学的整体观念强调人体内外环境的整体和谐、协调和统一，认为人体是一个有机整体，既强调人体内部环境的统一性，又注重人与外界环境的统一性。所谓外界环境是指人类赖以存在的自然和社会环境。人和自然相统一，人与自然有着共同规律，均受阴阳五行运动规律的制约，而且在许多具体的运动规律上又有相互通应的关系。

[案例]一个南方人，来北京工作后，因长期咽痒咳嗽，久治不愈。经各种检查后，认为是灰尘螨过敏所致，咨询了很多中、西医大夫，均认为无法

根治。一位老中医辨证分析，认为患者从潮湿的南方来到北方后，因为不适应北方干燥气候，以致肺燥失宣，咽痒咳嗽。用"清燥救肺汤"加减，清热润肺，调整患者自身的适应能力，重建体内外的平衡协调关系，服药七日，痒止咳愈，未再复发。

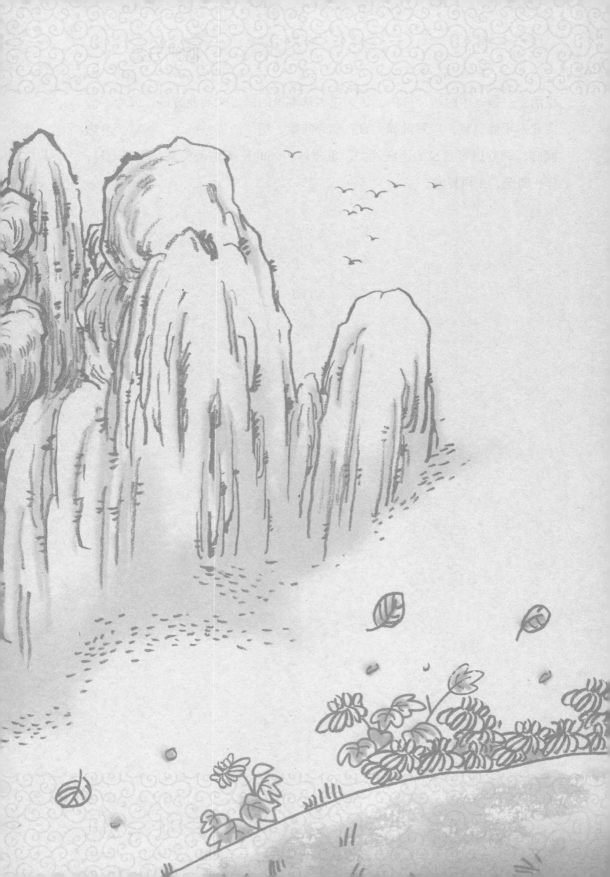

藏象学说

藏象学说是中医学研究人体各个脏腑的生理功能、病理变化及其相互关系的学说。"藏象"二字首见于《黄帝内经》，"藏"指藏于体内的五脏六腑，"象"指表现于外的生理、病理现象，"藏象"包括各个内脏实体及其生理活动和病理变化表现于外的各种征象。五脏六腑的生理、病理是在天人合一、阴阳五行指导下，通过历代医疗实践概括总结而成的，是与昼夜循环、四时节气、气候方位、气机变化相关联的。100 多年前，西医大规模传入中国之后，借用了大量的中医药学名词术语（其中也包括五脏六腑），并改变了这些名词术语的内涵，比如西医所言之"五脏"指的是解剖上的实体脏器，而不是中医所说的心、肝、脾、肺、肾。

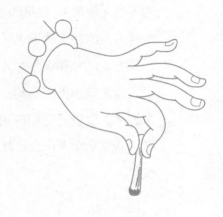

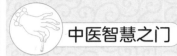
中医有解剖吗

　　"解剖"这一词也早见于《内经》："若夫八尺之士，皮肉在此，外可度量切循而得之，其死可解剖而视之。"《灵枢·肠胃》篇描述食道长1尺6寸，下消化道长5丈5尺8寸，两者比例约为1∶35。而现代的解剖学数据表明：成人食道长约25厘米，下消化道925厘米，两者比例约为1∶37。这说明古人的解剖知识已相对精确。现代解剖学的脏器组织名称诸如心肝脾肺肾、皮脉筋骨肉等，大多出自《内经》。

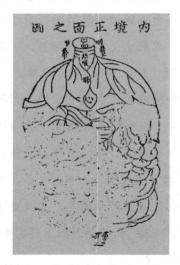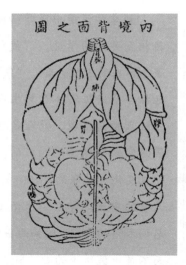

　　甲骨文的象形造字很大可能是以实体解剖为基础。从东汉时期许慎所著的《说文解字》（最早的汉字字典）里关于人体部位的汉字中就可以大致了解当时古人的解剖认识水平。其涉及的人体部位汉字有：五官类字、头颈类字、四肢类字，内脏器官类字、筋骨类字、津血类字、肌肉脂肪类字等，基本囊括了人体的解剖组织结构。如：骨类字，现代人体的大体骨结构系统名称，《说文解字》里皆已有相应用字，细致得连骨髓有黄骨髓和红骨髓不同都观察到了，《说文解字》中表示黄骨髓有一个对应的汉字，表示红骨髓也有一个对应的汉字。

"藏象" —— 藏于内，象于外

中医的生理功能描述是依托发达的思辨思维，建立在"四时五行藏象"模型基础之上的理论，称之为"藏象学说"。藏，通"脏"，指藏于内的内脏；象，是征象或形象。这是说，内脏虽存于体内，但其生理、病理方面的变化，都有征象表现在外，即"藏于内而象于外"。

中医学的藏象学说，是立足于古代阴阳五行学说基础上，通过观察人体外部征象，采用意象性的思维方法来研究内脏活动规律及其相互关系的学说。

"五脏六腑"这一成语的来历

五脏六腑，也写作五藏六府，是中国人用了几千年的一个名词。《吕氏春秋·达郁》："凡人三百六十节、九窍、五藏六府。"《素问·五脏别论》："所谓五藏者，藏精气而不写也。"

"五脏"本来特指心、肝、脾、肺、肾；"六腑"特指胃、大肠、小肠、膀胱、胆、三焦。

五 脏

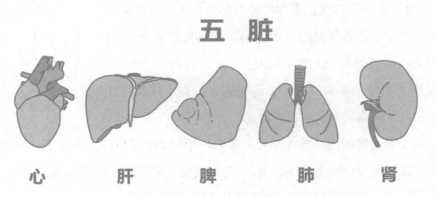

心　　　肝　　　脾　　　肺　　　肾

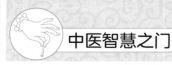

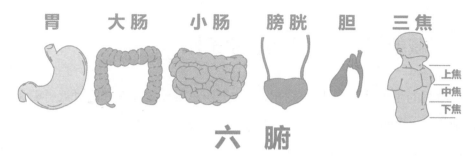

胃　大肠　小肠　膀胱　胆　三焦

上焦
中焦
下焦

六　腑

中医以五脏为中心，配合六腑，通过经络系统"内联脏腑，外络肢节"的作用而形成生命活体。五脏既是实体，又代表构成整个人体的五个系统，人体所有组织器官都包括在这五个系统之中。人体以五脏为中心，通过经络系统，把六腑、五体、五官、九窍、四肢百骸等全身组织器官有机地联系起来，构成一个表里相关、上下沟通、密切联系、协调共济、井然有序的统一整体，并且通过精、气、神的作用来完成机体统一的机能活动。这种"五脏一体观"充分地反映出人体内部各组织器官不是孤立的，而是相互关联的有机的统一整体。现在汉语中的"五脏六腑"成语就是泛指人体内的主要器官。

五脏六腑都是"官"

"官"字的甲骨文，上为房屋的形象，下为臀的象形，表示一个专门供你休息的房子，"官"的本义就是房舍，它具有为人服务的功能。房舍有大有小，所以渐渐"官"就演变成了职位、等级的象征。不同的官位有不同的责任，所以"官"还有职能、职责的含义。

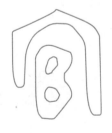

为了表述脏腑间功能的差异及重要作用，《内经》把人体的五脏六腑皆比喻为"官"：心为君主之官（君主），肺为相傅之官（宰相），肝为将军之官（军事部长），肾为作强之官（文体部长），脾为仓廪之官（粮食部长），胆为中正之官（司法部长），小肠为受盛之官（卫生部长），大肠为传导之官（交通部长），

膀胱为州都之官（水利部长），三焦为决渎之官（船运部长）。十二官各守其职，而又必须互相协调平衡。好比一个好的领导团队或机构必须具备协调性、对称性、全面性等特性。中医脏腑功能的表达是建立在与其他脏腑协调工作的基础上的，诊察疾病也在于诊察失常的内在关系，所以《内经》又强调："十二官者，不得相失也。"

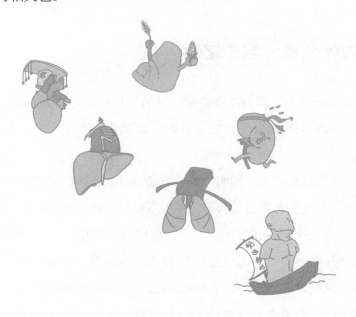

为何我们总说"心想事成"而不说"脑想事成"

中医理论中以五脏为核心的"藏象"系统是组成人体的基本框架。脑府隶属于藏象的"心系统"功能之下。因为"头者，神明之府"，而"心主神明"。所以古人多将"心"作为主宰思维的代名词。有句成语"心之官则思"

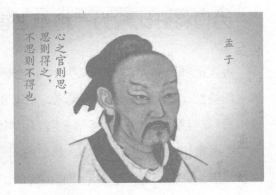

心之官则思，思则得之，不思则不得也

孟子

出自《孟子》，大意是：耳目是不会思考的器官，因此，不能光用眼睛看、

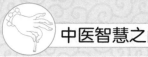
耳朵听。那样做很容易被事物的假象所蒙蔽。"心"是用来思考，对看到的、听到的事物要多用心想一想。只有经过思考，才会有心得体会，才能透过事物的表面深入理解它的实质。懒于思索，不肯思索，是绝对不会有所得的。这里以"耳目"和"心"的关系表明外在的信息获得和内在的用心思考要相辅相成。

心为什么是"君主之官"

其一，心居胸腔，起着主宰生命活动的作用。把心称为君主，就是肯定了心在五脏六腑中的重要性，它是脏腑中最重要的器官。一个人心不跳了，生命也就完结了。

其二，中医提出"心主神明"，实际是脑的功能健康与否的标志之一，"神明"指精神、思维和意识活动状态。也可以说是生命灵魂的象征。

其三，心主神明也离不开"心主血脉"的作用。"心主血脉"是心的重要功能，五脏六腑、十二经脉、三百六十五络脉、四肢百骸、五官九窍等的营养，皆赖其血液之供应，所以心脏在诸脏腑经脉中居首要地位。血液的正常运行，必须以心气充沛、血液充盈和脉道通利为最基本的前提条件，如果心气不足、血液亏虚，可见面色无华，脉象细弱等症状。

为何将肝比喻为"将军之官"

古人把肝比喻为"将军"，用将军的刚强躁急、好动不静的性格来形容肝的生理特性。将军是战场上的灵魂，主宰胜负的智慧者，所以中医说肝是"谋虑出焉"。将军多为武将，性情多刚烈，当抑郁情绪出现时，肝受的影响尤其大，中医常用"肝火旺"来形容。诸脏的阳气都容易偏虚，唯有肝的阳气易亢，这就是因为肝为刚脏，是将军之官的缘故。

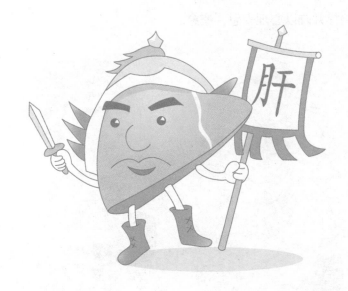

肝"体阴用阳"是什么意思

所谓"体阴",一是指肝为藏血之脏,血属阴;二是指肝属脏,位居于下,故属阴;三是肝为刚脏,但肝的生理功能必须依赖于肝的阴血滋养润泽才能正常发挥。所谓"用阳",一是指在生理上,肝内寄相火,为风木之脏,其气主升主动,动者为阳;二是指在病理上,肝阴、肝血易虚,肝阳易亢;三是临床表现上,当肝有病时,常可见到阳气亢逆及动风之象,如眩晕、筋膜拘挛,甚则抽搐等,还有肝气郁久化火、耗伤肝阴、肝血,肝之阴血虚损又可引起肝阳上亢。

为什么一生气就不想吃饭

[案例] 吴某,女,65岁,胃痛纳差三天。三天前因为家中小事与老伴发

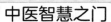

生争执，情绪逐渐失控，从此，胃脘胀满，有时隐痛，不想进食。用柴胡疏肝散加减治疗并辅以心理安慰，痊愈。

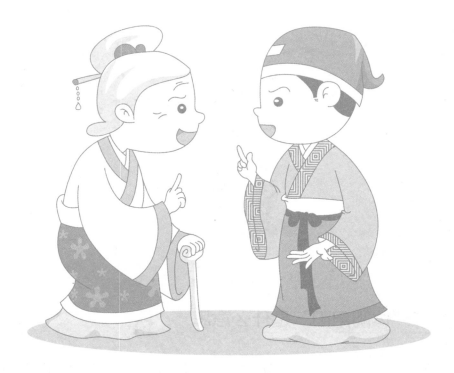

[解析] 此乃气滞伤肝，肝气郁结，疏泄失常，横克脾胃，影响脾胃气机的升降，致成肝脾（胃）不和，治宜疏肝理气和胃法，用柴胡疏肝散加减，肝得条达，疏泄正常，自然脾胃升降功能恢复，症状消失。

[相关链接] 常有人因为生气而吃不下饭，这就是肝气横逆伤脾的表现。肝气横逆指情绪大怒，因为肝属木，脾属土，木易克土，所以肝气横逆，最易戕害脾胃。而脾胃的升降功能有赖于肝气的疏泄，若肝疏失职，就会影响脾胃的升降，从而形成肝胃不和或肝脾不和的病证。如慢性肝炎病人，右胁胀痛，每当生气或心情不舒时则病势加重，这就是因为肝郁气滞，气血瘀滞于胁下的缘故。由于肝气横逆，戕害脾胃，可以出现厌油、恶心呕吐等肝胃不和的症状；也可出现食呆、食后腹胀、大便不调等肝脾不和的症状。因此，这种情况适合用疏肝和胃或疏肝健脾

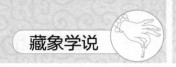

的方法治疗。

　　肝病可以影响脾，反过来，脾胃有病也可以影响肝。例如，脾失健运，水湿内停，或外湿入内，困阻脾阳，日久蕴热，湿热郁蒸，使肝胆疏泄不利，胆汁不能溢予肠道，逆入血中，形成黄疸。这就是"土壅木"证。

"胆小"也是病

　　胆不仅分泌胆汁以助消化，更与情绪相关。胆主决断，具有判断事物、做出决定的能力，对消除和防御某些精神刺激的不良影响以及维持和控制气血的正常运行起着重要作用。由于胆主决断，人对惊恐等精神刺激的耐受能力与胆气的虚实有密切关系，所以又有"胆主勇怯"的说法。我们常说这人胆小、思前想后、不能定夺。一点小事想来想去，睡不着觉，这就是"胆虚"。中医有一张名方叫"温胆汤"（生姜、半夏、陈皮、竹茹、枳壳、炙甘草），可以通过加减对症治疗。临床上见到的胆的病理疾患可以分为两种，一种是由于胆储存排泄胆汁的功能失调而致的口苦、黄疸、消化异常等；另一种则是由于胆气为病而引起的情志异常如惊悸、胆怯等。而对于这些病症的治疗，针对"胆为中正之官"这一生理特点，临床上多采取疏通、清利、和解等方法，其效果显著。

肝胆相照与疏肝利胆

　　成语"肝胆相照"中的"肝胆"指在内心深处，"相照"指相互能照见，这个成语常用来比喻以真诚的心对待别人。

　　中医认为，肝与胆互为表里。在生理上，胆汁的分泌排泄须赖肝

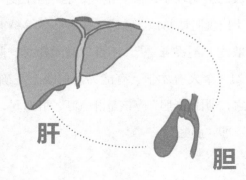

肝　　胆

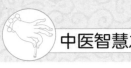

气的疏泄。若肝疏泄失常，常会影响胆汁的分泌和排泄。临床上常见的肝病影响脾胃而发生的消化功能失常的重要原因之一就是肝不疏泄而影响了胆汁的分泌、储存和排泄。反过来，胆的功能失常也会影响到肝。正因为肝和胆在病理上常相互影响，所以临床上肝胆证候往往并见。例如肝胆湿热引起的黄疸，既有胆汁逆入血中的身体面目均黄，胆气上逆的口苦，又有胁痛、胁胀、晕眩等肝气郁结的症状。又如临床常见的肝郁气滞或肝阳上亢所出现的口苦，就是肝病阴虚、胆气上逆所致。此外从药物角度来看，大多数疏肝理气药都有不同程度的利胆作用。

从"明目张胆"说肝胆

"明目张胆"这一成语的原意是指不畏强暴、敢作敢为，是一个褒义词，后来用于比喻毫无顾忌、胆大妄为地做坏事，成了一个贬义词。

"明目"与"张胆"确有关联。"明目"是眼睛清亮，视力好；"张胆"是使收缩的胆气张开，发挥正常的胆主决断的功能。胆附于肝为"六腑"之一，与五脏中的肝脏通过足少阳经和足厥阴经相互联络构成表里关系。肝开窍于目，《灵枢·脉度》云"肝和则目能辩五色"，《素问·五藏生成》说"肝受血而能视"，故肝血不足，不能濡养双目，则两目干涩昏花、视物不清，或为夜盲、目眩，目眶疼痛，或情志不畅致肝气郁结，化火生痰、蒙阻清窍，可致二目昏蒙，视物模糊。而胆主决断，胆气豪壮之人，剧烈的精神刺激对其所造成的影响较小，恢复也快；胆气虚怯之人，在受到不良精神刺激之时，则易于出现胆怯易惊、善恐、失眠多梦等精神情志异常的病变。因此不论是"敢作敢为、不畏强暴"，还是"毫无顾忌、胆大妄为"，均是肝强胆盛的表现。正如一个人有才学、有能力，但缺乏正确引导，走错了路、站错了队一样。总之，"明目张胆"应该是肝气旺、肝血足，则"目明"，肝气调，胆气旺则"张胆"即"胆张"。

什么是肾虚

有些人找中医大夫号脉诊病，中医大夫告诉他说"你肾气虚"，患者立时很紧张，认为自己的肾脏器官出毛病了，赶紧化验检查，却没有查出异常。其实，中医说肾气虚不代表肾器官一定有实质性损害。

中医认为肾有藏精、主水、主骨、主纳气、开窍于耳以及司二便等功能。由此看到中医范畴的肾功能之重要远远超过西医范畴的肾脏功能。肾藏精，是指生命的基本物质是藏之于肾的。中医认为，女子14岁左右月经来潮，男子16岁左右精气充满并能排精，说明生殖机能开始成熟，男女在生殖机能成熟的情况下交合就能生育。女子到了49岁、男子到了64岁左右，肾气衰微，不仅人显得老了，随着女子更年期经闭和男子精少体衰，生殖能力也逐步丧失。因为精气的生成、储藏和排泄由肾主管，所以说肾主藏精并具有生殖功能。随着人体的衰老，肾的精气逐渐衰减，性功能也逐渐减退甚至消失。所以，当人们体质较弱、年纪增大时，人体的精气自然也就不足了，此时的阴阳失衡会出现许多相应的症状，中医便诊断为肾虚。

中医"脾"非西医"脾"

脾为五脏之一。中医认为脾为"仓廪之官"。仓廪，通指储存粮食的建筑物。"谷藏曰仓，米藏曰廪"，谷指没有去壳的谷物，去掉壳的就是米。因为脾司运化，胃主受纳，为水谷之海，两者皆参与水谷的消化与吸收，故皆称仓廪之官。"民以食为天"是我们中国的一句古话，谁掌握了粮食就掌握了百姓的命脉，在我们人体中，脾就是这样一位掌握了其他脏器"命脉"的脏器，是一个"实权"很大的职位。人出生以后，饮食水谷是机体所需营养的主要来源，也是化生气血的主要物质基础，是生命的根本。所以说，"脾胃为后天

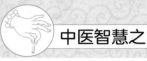

之本"涵盖了消化系统的组织器官。

需要解释的是，西医解剖人体也有"脾"这个器官，但与中医说的"脾"不是一回事。在西医解剖学中，脾是血液循环中重要的过滤器，能清除血液中的异物、病菌以及衰老死亡的细胞，特别是红细胞和血小板。脾脏还有储血、调节血量和产生淋巴细胞的功能。脾为实质性器官，质软而脆，若受暴力作用，易破裂出血而成为急腹症。切除脾脏后并不会影响人的生命。但中医中的脾与之不同，甚至在很大程度上中医的"脾"与西医的"胰"拥有更多的相通性。

"脏"和"腑"的区别是什么

《内经》里，"脏腑"写作"藏府"。藏和府二字皆有储藏之义，但"藏"的本义是隐藏、潜匿，带有抽象性、秘密性的特点；"府"的本义是古代国家收藏财货或文书的地方，可想而知这种地方需要一定的空间且具有收纳和打开的特点。而中医"藏"和"府"的生理功能的不同特点是：藏者藏而不泻，实而不满；府者泻而不藏，满而不实。

为何说"藏（zàng）者，藏（cáng）而不泻"？五脏主要指胸腹腔中内部组织充实的一些器官，它们的共同功能是储藏精气。精气是指能充养脏腑、维持生命活动不可或缺的营养物质。因为吸收营养是一个只纳不出的过程，所以《内经》形容五脏是"藏而不泻"。"藏而不泻"也指功能的隐匿性，这是与"府"相对而言的，即藏（cáng）于阴而意象于地。心藏神、肝藏血、肺朝百脉、脾运化水湿、肾藏精等，都是相对抽象的功能，所以将五脏归属于阴、归属于里。至于说五脏"实而不满"则是形容五脏皆保持着充实而均匀、质地柔软的状态（不会有闲置的空间）。

为何说"府者，泻而不藏（cáng）"？六腑的生理特性是受盛和传化水谷，具有通降下行的特性。腑，在《内经》中写作"府"，有府库的意思，具有出纳、转输、传化水谷的共同功能。食物入口，通过食道入胃，经胃的腐熟，下传于小肠。经小肠的分清泌浊，其清者（精微、津液）由脾吸收，转输于肺而布散全身，以供脏腑经络生命活动之需要；其浊者（糟粕）下达于大肠，经大肠的传导，形成大便排出体外；而废液则经肾之气化而形成尿液，渗入膀胱，排出体外。六腑在形状上的特点一是中空性，二是与外界相通性。所以相对五脏来说将六腑归属于阳、归属于表。

我们形容某人性格直爽时常说"直肠子，一通到底"。消化的过程有七个重要关口，中医称"七冲门"，"冲"意为"通行的大道，重要的地方"，具体指飞门、户门、吸门、贲门、幽门、阑门、魄门这七个重要关口。它们是食物从进入人体到排出体外必经的通道。所以《内经》形容六腑"泻而不藏""以通为顺"，是说消化道的开放性而意象于天，至于说六腑"满而不实"则是形容消化道的虚实交替状态，就是或胃实肠虚，或肠实胃虚的状态。但需要提出，六腑中的胆和三焦有些特殊，后面还会介绍。

可以说，藏和府是古人对器官功能认识的一种意象性归类。

"奇恒之府"是什么

按照藏和府的归类方法，有时却不能完全将人体内的器官组织划分清楚，如人体内除了胃、大小肠、膀胱等中空器官，还有一些器官虽也呈中空性，包括脑、髓、骨、脉、胆、女子胞，但这些器官也是吸收、运化、储存营养精微物质的，而且具有相对的封闭性，其性质又与五脏相似。再如子宫，也呈中空性且与外界相通，但它不是满而不实的虚实交替状态，而是需要不断地吸收营养精微物质，其性也较类属于五脏。还有"胆"虽归属于六腑，它寄附于肝而内藏胆汁，由于肝的疏泄作用，使之排泄，注入肠中，以促进食物的消化，故其形虽似府，而性也类似于五脏，所以《内经》把这些相对特殊的器官归为"奇恒之府"一类。

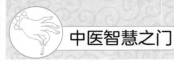
"三焦"是指一个器官吗

中医脏腑里有一个词叫"三焦",属六腑之一,为上焦、中焦、下焦三者的统称。虽属"六腑"之一,但三焦不是指某一个器官,而代表了五脏六腑的整体功能之意象,即将胸腹腔分为三个层面。"焦"通"爝",小火之意。三焦即喻五脏六腑的运作犹如小火生生不息之生命之象。《灵枢·营卫生会》篇形容三焦功能"上焦如雾,中焦如沤,下焦如渎。"所谓"上焦如雾"指的是上焦心肺的宣发布散功能,令血气及津液如雾气般散发全身。"中焦如沤"指中焦脾胃腐熟食

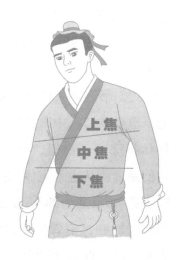

物时,水谷会被分解消化,如化为泡沫的过程。"下焦如渎"指的是下焦泌尿及肛肠排泄浊物的功能。总之,三焦功能态好比自然界云雨交通,维持天地生态平衡。云升在上为阳,雨降在下为阴(清升浊降),但雨也可以蒸上化为云,云也可以下降变为雨。人体也是如此,精微清轻之气上升布散,营养全身,并支持上窍(眼耳口鼻)的视、听、嗅、味功能;代谢的污浊废弃之气下降出于下窍(二阴)以维持新陈代谢的功能正常。所以《内经》又形容三焦为"决渎之官",即管理疏通水渠的官,相当于我们今天的水利部长。三焦气化正常表明人体水液正常代谢。三焦通畅,代表水液及气血运行畅顺无阻。所以,把三焦归为六腑范畴也是取其"以通为顺"的特性。了解三焦的生理病理对于指导临床治疗很关键。

最早的性腺激素代名词 —— 天癸

现代医学已经认识到,性腺激素是由性腺(睾丸和卵巢)及肾上腺皮质

产生和分泌的性激素，具有促进性器官的分化、促进性发育的作用。青春期男女性成熟、性器官发育、第二性征出现等都是性腺激素的作用。虽然在《内经》时代对性腺激素的物质不可能有认识，但对性激素的作用已经有了一定的观察和总结。其"天癸"一词可以认为是最早的性腺激素的代名词，"癸"在五行中属阴水，天癸即肾中精气，是促进生殖功能生长发育的一类物质。出自《素问·上古天真论》："女子七岁肾气盛，齿更发长，二七而天癸至，任脉通，太冲脉盛，月事以时下，故有子……七七，任脉虚，太冲脉衰少，天癸竭，地道不通，故形坏而无子也。""丈夫八岁，肾气实，发长齿更，二八肾气盛，天癸至，精气溢写，阴阳和，故能生子……"从文献的描述可见，天癸决定着人一生的性腺发育、成熟，以至衰老。所以临床上调理肾气很重要，也是抗衰老的重要措施。

为何说心肺为"父母之官"

古人言：少年血气未定，壮年血气方刚，老年血气既衰。这里将"血气"作为了生命旺衰的标志。

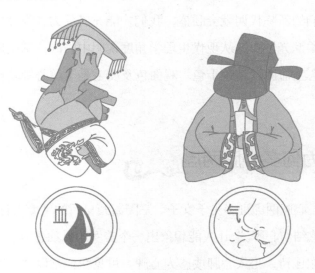

中医认为，心主血，肺主气。肺为娇脏，和心同居于胸腔，地位尊贵。

心与肺的联系，主要在气和血的相互关系上，心主血，肺主气。心为君，肺为相，所以《内经》将心肺比喻为"父母"之官，父母和谐，心平气和，才会身体安和。心血和肺气是相互依存的。血的运行，有赖气的推动；气的输布，也需要血的运载。如果血无气的推动，则血凝而不行，成为瘀血。如果气无血的运载，则气无所依附而涣散消亡。因此，只有心肺功能协调，才能保证气血正常运行，从而维持人体正常的生命活动。

中医有"气为血之帅，血为气之母"以及"气行则血行，气滞则血滞"的理论。临床上常见"血脱气也随之而脱，气随血脱"以及气虚则血运行无力的瘀滞类病证，如肺气虚弱，宗气不足，宗气不能充分贯注心脉助心气以行血，则运血无力，循环瘀阻，从而出现胸闷、气短、心悸、唇青舌紫等症状（肺源性心脏病）；或者心气不足，心阳不振，血脉运行不畅，影响肺的宣降功能，出现咳嗽、喘息、气促、胸闷憋气，咳吐大量稀白痰，甚或咳吐血性痰（包括心脏病的肺瘀血和肺水肿）。在治疗上，相应的有行血必行气、补气以生血以及血脱先固气等治疗方法。

另外，人体中与空气接触只有两部分，一个是皮肤，一个是肺。肺的功能好，我们的新陈代谢就会旺盛，我们才能充满活力，身体更加健康，皮肤才会更加柔润光洁。这从现代生理学角度说明中医的"肺主皮毛"说是有道理的。而心主血脉，其荣于色。观面色及皮毛是了解心肺功能的参考要素之一。

女子为何多心脾两虚

临床上，心脾两虚证多见于女子。三国魏甄皇后的《塘上行》诗言："想见君颜色，感结伤心脾。"让人能想象出一个美女的孤独愁容。语言上我们也常形容：名作佳诗，沁人心脾或感人心脾。可见我们常以"心脾"来代指一个人的精神状态。

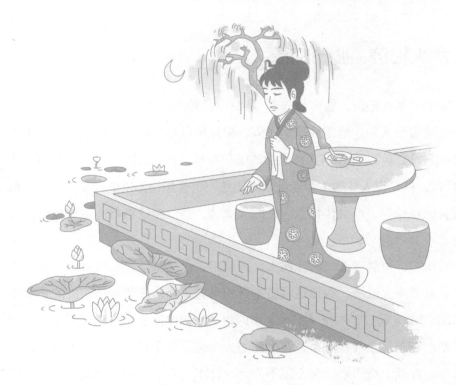

　　心和脾之所以关系密切，是因为心主血，脾生血统血，所以心与脾的关系主要反映在血液的生化和运行方面。具体来说：心主血，脾为气血生化之源，脾气足，则血生化有源，心血就能充盈；反之，脾气虚，血源不足，则心血亦虚。从血液的运行方面来看，血液在脉道内正常通行，不仅赖于心气的推动，也依赖脾气的统摄，才不致溢于脉外。

　　临床上，两脏互相影响。由脾影响心，常因脾虚不运，血生化无源，或脾不统血，进一步导致心血亦虚，致成"心脾两虚"。由心影响脾，常因思虑过度，耗伤心血，血不养脾，导致脾气亦虚，造成"心脾两虚"之证。此证常会出现诸如心悸、失眠，以及食少、腹胀、便溏、肢倦、面色萎黄等症状。由于心主血，还须依赖脾气的统摄，所以心脾两虚的病人，还可见到月经过多，甚则崩漏的病变。临床上有一张很有名的方子——"归脾汤"（有成药丸剂），除治心悸、失眠、食少、腹胀等症状外，还能治月经过多，就是这个道理。

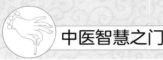

水火相济，心肾交泰

成语"水火相济，盐梅相成"，是说烹饪赖水火而成，调味兼盐梅而用，用于比喻每个人的才情秉性虽然不同，但是可以相处融洽。中医有言"水火相济，心肾交泰"，是形容人体生命的维护有赖于水火的统一。"少火生气，壮火食气"，就是说人体的生命能量就好比是一个火炉，如果炉火太旺，生命很快就会燃烧殆尽，而最佳状态应是微火态势，而维持这种状态需要体内水火相济。

心属阳，位居于上，其性属火。肾属阴，位居于下，其性属水。肾水与心火，必须水火既济，保持这两脏本身的动态平衡，才能维持两脏的正常生理功能。"水火既济"本是《易经》中的语句，被中医引用过来说明心肾之间的关系。在正常生理状态下，在上的心火必须下降于肾，使肾水不寒，在下的肾水，亦须上济于心，使心阳不亢。这样水火既济，阴阳相交，维持心肾之间的阴阳动态平衡，从而发挥心肾两脏的正常生理功能。如果水火不相济，心肾不交，就会发生病变。如"水气凌心"证即心阳不振，心火不足，不能下温肾阳，以致肾阳虚，水寒不化，上凌于心，可表现为心悸、心慌、水肿、甚则喘息，不能平卧等；再如"阴虚火旺"证即肾阴亏虚，心火上炎，临床常见口舌生疮、口干少津、五心烦热等症状。

另外，因为心主血，肾藏精，精血之间相互资生，因此肾精亏损与心血不足，亦常互为因果。临床上，心藏神，包括了大脑的功能，脑为髓海，而肾生髓，故肾精、心血两亏损，均可见到失眠、健忘、多梦等神志方面的症状。所以心与肾的关系是十分密切的。

脾为生痰之源，肺为贮痰之器

肺与脾的密切关系主要表现在津液的输布与代谢方面。中医有"脾为生痰之源，肺为贮痰之器"之说，脾主运化，有运化水湿、促进水液代谢的功能。这种功能，又必须依赖肺气的宣降作用。即肺气宣降，协助脾气布散津液，使体内代谢的水液，下输膀胱。另外，脾恶湿，湿邪最易困脾，所以肺气助脾运化水湿，对脾本身功能发挥也是一个重要保障。正因为两者在运化水湿方面的密切协调关系，因而在水液代谢的病变上，两者也常相互影响。例如脾失健运，水湿不化，凝聚而为痰为饮，痰饮阻碍肺的气机，常出现咳喘等症状。痰湿类疾病病本在脾，病标在肺，故有"脾为生痰之源，肺为贮痰之器"的理论。

治疗方面，常用健脾燥湿化痰法，方剂中有一个著名的"二陈汤"，方中用茯苓健脾渗湿、半夏燥湿化痰。还有一个"六君子汤"，除用四君子（人参、白术、茯苓、甘草）补脾气外，还用陈皮、半夏利气化痰，所以有"四君子消未成形之痰，陈皮半夏化已成形之痰"的说法。

而且，肺有痰也可影响脾。如肺气不足，宣降失常，因而引起水液代谢不利，水湿停留，困阻脾气，常见水肿、倦怠、腹胀、便溏等症状，中医称为"上病及中"，亦是"培土生金"治法的理论依据。

《内经》为何说"左肝右肺"

懂得一点大体解剖知识的人一般都知道，肝在人体的右侧，肺在胸腔双侧。但中医却有"左肝右肺"一说，这是为什么呢？

其实，这句话来自《内经》。《内经》认为，人类居于天地"气交"之中。天地阴阳二气是"上者右行，下者左行"（《素问·五运行大论》）这样进行气交运动的。所谓"上者右行"，是指天气右旋，自东而西以降于地，所谓"下者左行"，是指地气左转，自西而东以升于天，所以，《素

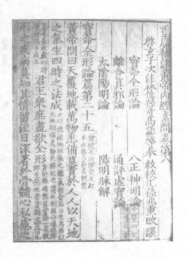

问·阴阳应象大论》说："左右者，阴阳之道路也。"

中医关于人体的认识，可以用人体四时五行藏象方位学图来说明：正北方为坎卦属水，水性寒，寒气通于肾，故肾位正北方；正南方为离卦属火，性热，热气通于心，故心位正南方；正东方为震卦，秉风雷之性，风气通于肝，故肝应正东方；正西方为兑卦属泽性凉燥，燥气通于肺，故肺位正西方；中央属坤土性阴属湿，湿气通于脾，故脾居正中。因水为至阴，故居于下；火为至阳，则居于上；木主升发故居于左，方位在东；金主收降，则位于右，方位在西；土为成数之母，故居于中。据此又可演化出脏气升降图：心火下降，肾水上济，肝木左升，肺金右降。脾胃居中，为升降之枢纽。脾之所以升，肝辅之也；肺气降，胃气亦随之降也。从上述脏腑气机升降图来看，中医"左肝右肺"的说法并不是指肝居于左，肺居于右，而是代表着全身阴阳、气血升降之通道，所以又有"肝生于左，肺藏于右"的说法。

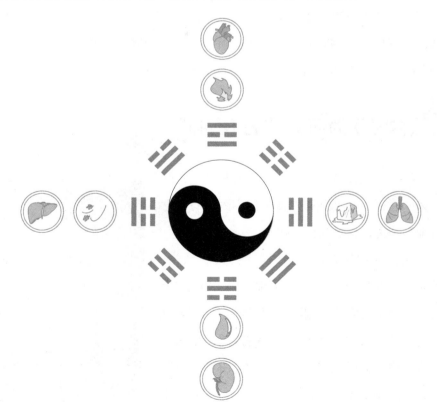

肝肺两脏在生理上关系密切，肝升肺降，以维持气机正常。在病理上两者亦互相影响。最典型的病案莫过于《红楼梦》中的林妹妹，黛玉孩提时进入贾府，寄人篱下，才思敏捷而又易触景生情的她形成了气郁型体质，容易生气。一日她卧病在床，听到园子里的老婆子骂人，实则是骂她的外孙女儿，黛玉却认为是在骂自己，竟能气得昏厥过去，气郁本伤肝，而长期郁结的结果又导致了肺病。因为肝与肺的关系主要表现在气机升降方面，肺居上焦，为阳中之阴脏，其气肃降。肝位于下焦，为阴中之阳脏，其气升发。肝的经脉又上行贯膈而注于肺，气血借此以交通。肺降肝升，阴阳升降，方能维持人体气机的功能正常。肝气郁结，气郁化火，循经上行，火灼肺津，可以形成"肝火犯肺"的证候，又称"木火刑金"，会出现胁痛易怒、咳嗽咽干、咯血等症状，黛玉最终就死于咯血。当然，肺失清肃，燥热下行，亦可引起肝失条达，疏泄不利，临床表现为在咳嗽的同时出现胸胁引痛、胀满、头晕头痛、面红目赤等症状，即"金克木"之证。

金水相生，肺肾相安

肺为金，肾为水，金水相生，此两者在临床上关系密切。

一是，肺为水上之源，肾为主水之脏，肺的宣发肃降、通调水道有赖于肾的蒸腾汽化。肾主水的功能又有赖于肺的宣降和通调水道。如水液代谢障碍的水肿病，喘而不能平卧，此病虽与肺有关，但其病根则在肾。只有肺肾二脏相互配合，才能共同完成水液的正常代谢，即"金水相生"。所以在水液代谢过程中，就肾和肺而言，肾为本而肺为标，不管哪一脏失常，皆可造成积水而导致水肿病。如临床常见的"水寒射肺"证，正是由于肾阳不足，其升清降浊的功能减弱，以致水寒上迫肺脏而出现了喘息不能平卧的症状。另外，治疗上的"金水相生"法，即滋养肺肾阴虚的治疗方法，适用于肺虚不能输布津液以滋肾，或肾阴不足，精气不能上滋于肺，而致肺肾阴虚者。

二是，人的呼吸虽归肺所主，但气的根则在肾，中医有"肺主呼气，肾

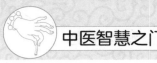

主纳气"之说。如果肾的精气不足，摄纳无权，气浮于上，或肺气久虚，伤及肾气，而致肾不纳气，均有可能出现气喘、动则加重等症状。中医常用"纳气归肾"的方法治疗这种类型的疾病。

"先天"与"后天"，哪个更重要

所谓"先天"，即先天禀赋，是指禀受于父母的先天之气，是遗传而来的人体生命之本原。"后天"是指出生后摄入的水谷精微物质的营养调育。中医认为"肾为先天之本，脾为后天之本"。

肾藏精，主命火，命火为"生气之源"，是生命的原始动力。肾的精气充盛、"两神相搏"，故能有子。受精以后整体发育生长、抗御外邪的能力都是由肾的精气起决定作用。所以说"先天之本在肾"。中医往往将素质强健的情况称为"先天充足"，素质虚弱的情况称为"先天不足"。

脾胃有消化、吸收和输布水谷精微的功能，组成人体以及与生命活动密切相关的气血正是由水谷精微所化生，所以又有"脾胃为气血化生之源"的说法。人出生后所需的营养都要靠脾胃消化、吸收水谷精微来获取，所以说"后天之本在脾"。

脾需要借助肾中阳气温煦才能正常运化水谷精微，而肾中所藏的精气即后天形体的基础，又有赖于水谷精微的不断化生与补充。因此，中医认为脾与肾即"后天"与"先天"是相互资助、相互促进的，所以有"先天生后天，后天养先天"之说。在病理上，两脏亦经常相互影响。如肾阳不足不能温煦脾阳，从而会导致脾阳不足；若脾阳不足不能运化水谷精微，久则可累及于肾，造成肾阳不足。临床所见的"脾肾阳虚"证即由此而生。例如腹部冷痛、下利清谷、五更泄泻等的脾肾阳虚的症状既可由于肾阳不足不能温煦脾阳而引起，也可由于脾阳不足导致肾阳不足而产生。

因为先天能生后天，后天能养先天，因此在对脾肾两虚证的治疗方法选择上，出现了"补脾不如补肾"和"补肾不如补脾"两种不同的学派。其实，脾和肾都很重要，特别是在养生进补方面，通常会以补益脾肾为主。

"精血诚聚"话肝肾

中国有一个成语是"精血诚聚"，见于《红楼梦》描述丫鬟香菱刻苦学诗的一段文字："苦志学诗，精血诚聚，日间作不出，忽于梦中得了八句。"中医认为，精聚为髓，精髓化生为血，所以有"精血同源，肝肾同源于精血"之说。这里"精血诚聚"成语就是用来形容把心力都聚集在一起的状态，也指认真学习，费尽心思，呕心沥血地做成了一件事情。

中医认为，肝藏血，肾藏精，藏精与藏血之间的关系，实际上就是指精和血之间存在着的相互滋生和相互转化的关系。血的化生，有赖于肾中精气的气化；肾中精气的充盛，亦有赖于血液的滋养，所以说精能生血，血能化精，称之为"精血同源"，即肝肾二脏相互资生。肝血赖于肾精的滋养；反之，肾精又赖肝血的生化。因此肾精亏者常导致肝血的不足，肝血虚亦常导致肾精的亏损，两者盛则同盛、衰则同衰，故中医称之为"肝肾同源"。所以，补肾阴的药常常也有补肝阴的作用。肝肾在阴阳角度也是相互资生、制约的。在病理上，阴液不足可导致阳的偏亢，阳偏盛则会消灼阴液，如肾阴虚，则肝阴亦虚，肝阴不能制约肝阳，可导致肝阳上亢，这叫"水不涵木"。临床上既表现出腰酸腿软，下肢无力，或遗精滑精等肾阴虚的症状；又伴随着头目眩晕，烦躁易怒，耳鸣耳聋，失眠多梦（手足心热）等肝阳上亢的症状，治疗多采用"滋水涵木"的方法。再如肝阳亢盛，阳盛化火，下劫肾阴，阴不制阳，相火偏旺。临床上既表现出头晕头痛、失眠耳鸣等肝阳亢的症状，又伴随着梦交、遗精、阳易举等相火亢的症状，治疗多用"滋肾泻肝"法。根据"肝肾同源"的理论，临床上出现了泻肝以泻肾，肾阳亢（相火旺）则泻肝的方法（知柏）以及补肾以补肝，肝阴虚用补肾阴的方法，所以后世又有"肝无补法"、"肾无泻法"（肝无虚证，肾无实证）的学术见解。

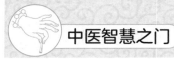

口舌生疮怎么办

　　心与小肠一藏一府互为表里。心开窍于舌，口舌生疮往往是小肠实热所致。心经实火可"移热于小肠"，熏蒸水液，引起尿少、尿赤、尿痛、尿热等小肠实热的病证。反之，小肠有热亦可循经脉上熏于心，心火上炎，可见心烦、舌赤糜烂等病证。临床上治疗小儿的口疮病采用导赤散，就是引心火从小便而出的例子。

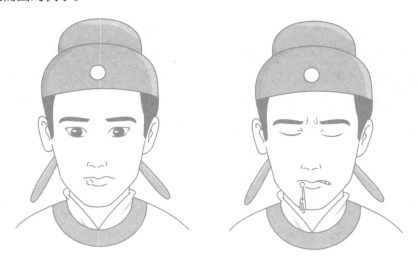

　　需要注意的是，口舌生疮反复发作者可能是体质问题，比如免疫功能不良等。故患者宜从改善体质着手，生活规律、饮食有节制，劳逸有度、饮食多样化，多食蔬菜、水果、少吃煎炸烘烤食品、心平气静、对事与人切勿情绪高亢激昂。因为操劳失常、思虑过度，均会引发火邪亢盛而致口腔溃疡。此外还要注意保持大便通畅。

排便困难，为何宣肺

　　肺经与大肠经循环相通，所以肺与大肠一藏一府互为表里。大肠传导大便，有赖于肺气的肃降；肺气肃降，则大便传导通畅。如果肺气不降，津液不能下达，常导致大便困难。反之，大肠传导通畅也有利于肺气的肃降。如果大肠实热、壅滞不通可导致肺气上壅，引起喘咳胸满。因此临床上可通过兼治肺来治疗大肠的病变，也可通过兼治大肠来治疗肺的病变。例如小儿麻疹一般属于肺脾有热，有时又会移热于大肠而出现泄泻，治疗仍当治肺，肺热清除则泄泻得止。又如肺气虚的病人一般会出现气虚便秘（如肺气肿、肺功能不全、年老体衰）的症状，治疗时应该以补益脾肺之气为主，兼以润肠通便。

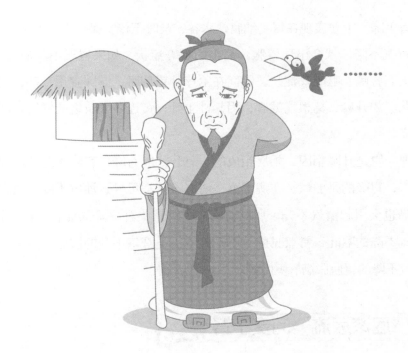

脾升胃降，人体枢纽

　　脾经与胃经循环相通，所以脾与胃一藏一府互为表里。胃主受纳，脾主运化；脾宜升则健，胃宜降则和。中医认为脾胃的关系是"脾为胃行其津液"，

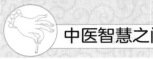

这两者共同完成饮食的消化吸收及其精微的输布，进而滋养全身，所以称脾胃为"后天之本"。

脾气主升，主要体现在水谷精气的上输，实际上也是脾气健运的表现。如果脾气不升，可见不思饮食、食后腹胀、腹泻便溏等一系列运化功能失常的症状；如果脾气不能上升至头目，便会出现头目眩晕的症状；如果水谷精微不能充分敷布周身，不能达于四肢，便可见到短气乏力、周身倦怠、面色萎黄等症状。脾处中焦，所以脾气又称"中气"。如果脾气不升而反下陷，习惯称作"中气下陷"，可出现脱肛、子宫脱垂、内脏下垂、崩漏、大小便失禁等症状。

胃主降，主要表现在胃受纳腐熟水谷，及时下传，保持胃肠的虚实更替。如果胃气不降，就会出现胃胀、消化困难等症状。如果胃气不降而反上逆，就会见到打嗝、呕吐等症状。因而在治疗脾胃病时，健脾宜用升药，健胃宜用降药。如升麻、葛根能健脾，因其性主升；黄连、大黄之能健胃，因其味苦性降。

脾与胃是升降相因、相反相成的，有升才能有降，有降才有升。脾升的是清气，胃降的是浊气。在病理上，清气不升常可导致浊气不降；反之，浊气不降也会引起清气不升。所以，临床上脾胃失升失降的症状常同时出现，如胃气不降的呕吐，常兼见脾气不升的泄泻；脾气不升的腹胀、泄泻，常兼见胃气不降的胃脘胀满、呕吐等。

"屁滚尿流"问责于肾

《水浒传》里，西门庆与潘金莲正偷情，听得武松叫一声，惊得屁滚尿流，一直奔出门，从王婆家逃了。我们常用"屁滚尿流"形容惊慌失措到极点而小便失禁状态。

小便失禁不仅见于惊慌之人，还多见于老人、小儿等肾气虚者。肾与膀胱互为表里。膀胱气化功能的强弱，取决于肾气的盛衰。因此，膀胱储尿、排尿功能，与肾气密切有关，即肾气主气化，司二便。因此，如果肾气不固，膀胱开阖失司，就可出现小便失禁、遗尿、多尿等症状。临床这些疾病，除了直接由膀胱病变所引起的外，多从肾的角度治疗。

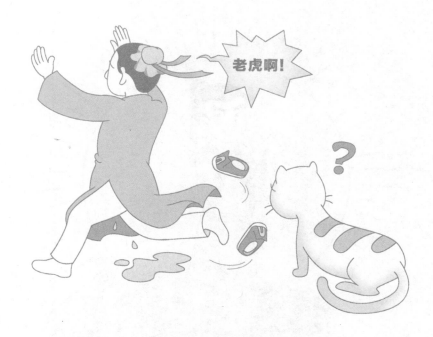

老虎啊！

小儿由于身体发育不健全，肾气不固，排尿神经反射弧建立得还不牢固，在夜间熟睡时会自动排出尿液，俗称尿床。尿床行为随着小儿的生长发育会自行消失，不代表病态。

为何说人要有"精气神"

我们经常说："这个人精气神真足！"有意思的是，在我们双音节的语言习惯中，"精气神"这个三音节词的使用频率也很高。也许我们不能够很好地解释这个词，但几乎每一个中国人却都能领会"精气神"的意境。

人这个生命的活体，以五脏六腑为中心。藏象学说，不仅有"藏"的因

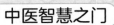
素，更有"象"的因素。维持生命象征的是精、神、气、血、津、液等物质的代谢过程，简称"精气神"。当中医评价一个人的健康质量时，常用有没有"精气神"来形容。

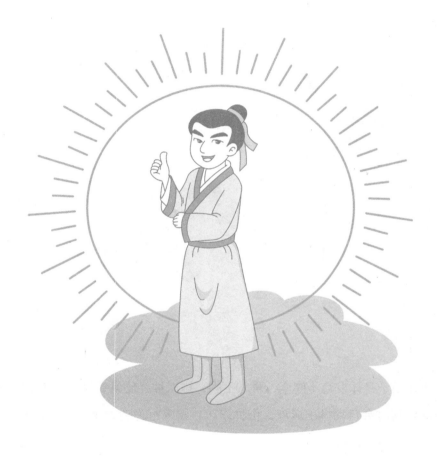

概括地说，精泛指人体中一切有用的成分，如先天之精、后天水谷之精等。这种精禀受于先天，并受后天精气的滋养而充盈。肾精化生元气，运行全身，促进人体的生长、发育和生殖，并且推动和调节全身的生理活动功能，是人体生命活动的原动力。同时，在生殖过程中，男女之精交合则产生新的生命。气，是人体生命活动的动力，是指肾精所化生之气、水谷精气和自然界之清气，三者共同组成人体的精气。气还包括肾中所藏之精气，即肾精。有形之精与无形之气，可以相互转化，即所谓"精气互化"。神，指一切生物生命力的综合外在表现，还指人的精神意识思维活动。历代中医学家都非常重视精气神学说，把精、气、神称为人生"三宝"。如人们常说，"天有三宝，日、月、星；地有三宝，水、火、风；人有三宝，精、气、神。"所以保养精、气、神是健身养生的主要原则，尤其是当精、气、神逐渐衰退变化，人已步入老年的时候，更应该珍惜此"三宝"。古人就对这点非常重视。古代大哲学家荀子认为，"养备而动时，则天不能病；养略而动罕，则天不能使之全。"这里说了两个意思：一是要注意精、气、神的物质补充；二是强调不可滥耗"三宝"。

　　精、气、神三者是相互滋生、相互助长的，它们之间的关系很密切。从中医学的角度来说，人的生命起源是"精"，维持生命的动力是"气"，而生命的体现就是"神"的活动。所以说精充气就足，气足神就旺；精亏气就虚，气虚神也就少。反过来说，神旺说明气足，气足说明精充。中医评定一个人的健康情况或是疾病的顺逆，都是从这三方面考虑的。因此，古人称精、气、神为人身"三宝"是有一定道理的。古人还有"精脱者死，气脱者死，失神者死"的说法，由此不难看出在中国传统文化中，"精、气、神"三者就是人生命存亡的根本。

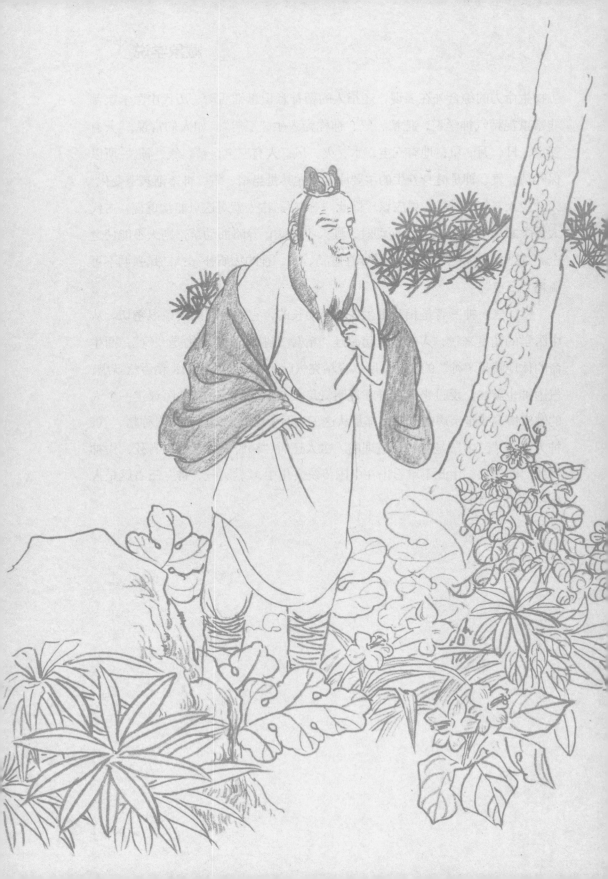

中医诊断

导 言

中医诊断是通过外在的生理病理表现来观察分析并判断内在脏腑的变化，望其神、色、形态、舌象，察言观色，闻其声音、嗅其气味，切其脉象，辨证治疗，不是单凭切脉就能做出诊断的。中医经典著作《难经》有云，"望而知之谓之神，闻而知之谓之圣，问而知之谓之工，切脉而知之谓之巧"，更重要的是中医诊断讲究"望闻问切，四诊合参"，"一个都不能少"。

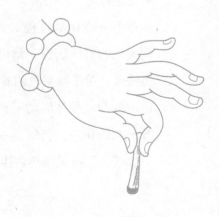

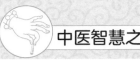

什么是"司外揣内"

我们常说，要透过现象看本质，其实就是中医所说的"司外揣内"之法。"司"通"伺"，就是观察的意思。司外揣内就是指通过观察事物外在表象，以揣测分析其内在状况和变化的一种认知方法，也有人称作"以表知里"。前人早就已经认识到，事物的内部和外部之间是有着密切联系的，"有诸内，必形诸外"，内在的变化可通过某种方式在外部表现出来，通过观察表象，可在一定程度上认识内在的变化规律。这一方法早在古代就已经被其他自然学科采用了，如《管子·地数》说"上有丹砂者，下有黄金；上有慈石者，下有铜金；上有陵石者，下有铅锡赤铜……"这便是司外揣内法在地质学方面的应用。

这种方法亦是中医学认识生命的基本方法。如藏象学说就是借助对外在生理病理现象的观察分析来揣测判断内在脏腑的功能特点。具体说来，如通过对脉象、舌象、面色及心胸部症状等外在征象和症状的观察分析，就可以了解心主血脉功能的正常与异常并由此做出诊断，决定治疗。又例如根据声音的低微还是响亮，可以判断肺气虚还是不虚；观察舌色是鲜红还是正常，可以判断体内有热还是正常；等等。中医诊断学的内容大多建立在此方法的基础之上。由表测里方法与现代控制论"黑箱"方法有所类同。对于内部有着复杂联系又不便于打开或打开后可能干扰破坏原有状态的研究对象（例如生命活体变化的过程），借助"黑箱"方法，通过对输入信息和输出信息之间关系的对比研究，常可测知该对象内部的大致联系及其变化规律。再如观测呼吸，可了解宗气的有余不足，若宗气不足，可见气短、喘促、呼吸微弱、语声低微、肢体活动不利、脉搏虚弱或节律失常等症状。观测皮肤温度可了解气血的状态，若气血亏虚，则见畏寒、肢冷、血行迟缓、津液停滞；若气机郁滞，又可见郁热内生等。还有观测脉象可了解五脏气血的功能变化情况；等等。

为何中医讲究"辨证论治"

可以说，"辨证论治"是中医的一个标志性词语。大家都知道中医看病的过程就是辨证论治的过程，其中包括有两大步骤：一是辨证，二是论治。

何谓"证"？证是中医按照自己的认知思维方法对机体在疾病发展过程中某一阶段病理反应的概括，包括病变的部位、原因、性质以及邪正关系，可以反映这一阶段病理变化的本质。因而，"证"能比"症状"更全面、更深刻地揭示疾病的本质。所谓"辨证"，就是根据"四诊"所收集的资料，通过综合分析，辨清疾病的病因、性质、部位，以及邪正之间的关系，并判断总结为某种性质的证。

论治，又称为"施治"，即根据辨证的结果确定相应的治疗方法。辨证是决定治疗的前提和依据，论治是治疗疾病的手段和方法。辨证论治的过程，就是认识疾病和解决疾病的过程。辨证和论治，是诊治疾病过程中相互联系、不可分割的两个方面，是理论和实践相结合的体现，是中医"理、法、方、药"在临床上的具体运用。理，指中医理论；法，指诊法治法；方，指方剂；药，指药物。

"辨证论治"是将中医理论、诊法、治法在临床实践中综合应用的思维方法，涵盖诊治的全过程。

"同病异治"和"异病同治"

临床上，西医讲"病"，中医讲"证"。西医的"病"是在西医理论指导下产生的概念，中医的"证"是在中医理论指导下产生的概念。

其实中医也有"病"的概念，如感冒、消渴、疟疾、中暑、疳疾、麻疹等，而且有些病名与西医重叠。但中医临床认识和治疗疾病，不太注重"病"的异同，而是将重点放在"证"的区别上，通过辨证进一步认识疾病。例如，

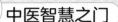

感冒是一种疾病，临床可见恶寒、发热、头身疼痛等症状，但由于引发疾病的原因和机体反应性有所不同，又表现为风寒感冒、风热感冒、暑湿感冒等不同的证型。只有辨清了感冒属于何种证型，才能正确地选择不同的治疗原则，分别采用辛温解表、辛凉解表或清暑祛湿解表等治疗方法给予适当的治疗。辨证与那种对于头痛给予止痛药、发热给予退热药的"对症治疗"思路完全不同。

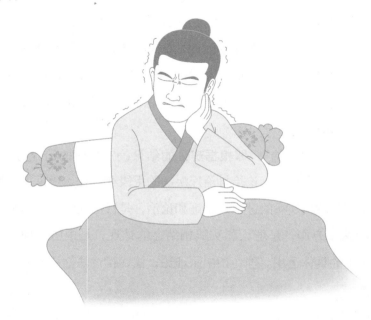

中医认为，同一疾病在不同的发展阶段可以出现不同的证型；而不同的疾病在其发展过程中又可能出现同样的证型。因此在治疗疾病时就可以分别采取"同病异治"或"异病同治"的原则。"同病异治"即对同一疾病不同阶段出现的不同证型，采用不同的治法。例如，麻疹初期疹未出透时，应当用发表透疹的治疗方法；麻疹中期通常肺热明显，治疗则须清解肺热；而至麻疹后期，多有余热未尽，伤及肺阴胃阴，此时治疗则应以养阴清热为主。"异病同治"是指不同的疾病在发展过程中出现性质相同的证型，因而可以采用同样的治疗方法。比如，心律失常与闭经是两种完全不同的疾病，但均可出现血瘀的证型，治疗都可用血府逐瘀汤进行活血化瘀。这种针对疾病发展过程中不同质的矛盾用不同的方法去解决的原则，正是辨证论治实质的体现。

中医诊断为何要"四诊合参"

四诊即指望、闻、问、切。中医的诊断方法有很多，通过观察身体发育、体型、精力、神色、呼吸、思维能力、脉搏、肌肉弹性、排汗功能、二便、泪液、涕液等都能了解人的精神气血津液状况。

而传统中医最核心的诊断方法就是"四诊"即望、闻、问、切四法。望诊，是对患者全身或局部进行有目的的观察以了解病情，测知脏腑病变；闻诊，是通过听声音、嗅气味以辨别患者内在的病情；问诊，是通过对患者或陪诊者的询问以了解病情及有关情况；切诊，是诊察患者的脉候和身体其他部位，以测知体内、体外一切变化的情况。四诊代表了不同的疾病信息收集渠道，信息越多越有利于诊断，所以要四诊合参，不要以一诊代四诊。对于症状、体征与病史的信息收集都应当审察准确，不能草率从事。

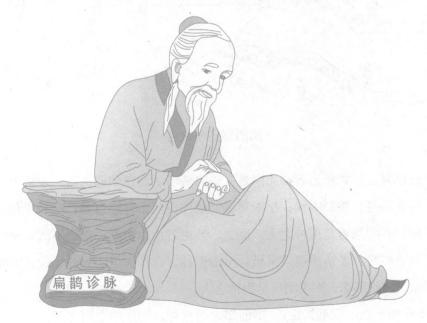

扁鹊诊脉

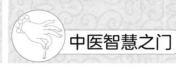

"望而知之谓之神"怎么理解

　　中医大夫接触患者，首先会行"望神"之诊，以对患者的生命状态有个定位。

　　中医望诊的内容很丰富，如《灵枢·寿夭刚柔篇》介绍了"立形定气而视寿夭"的观点和方法，就是通过观察分析人的形体、气血等体质特点，推测其生命状态的方法。《素问·脉要精微论篇》则介绍了"五府"之诊法。

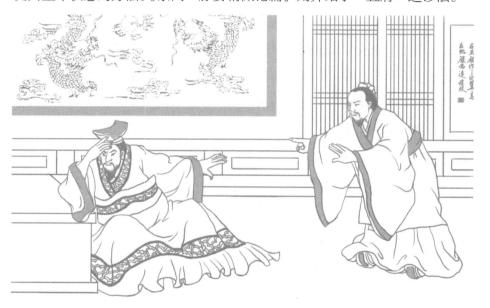

扁鹊望齐侯之色

　　总体来说，如果患者神志清楚、语言清晰、面色荣润含蓄、表情丰富自然；目光明亮、精彩内涵；反应灵敏、动作灵活、体态自如；呼吸平稳、肌肉不削，表明患者是得神之人。反之，若患者精神萎靡、言语不清或神昏谵语；面色晦暗、表情淡漠或呆板；反应迟钝、动作失灵、强迫体位；呼吸气微或喘、肉脱形烁，则表明他是失神之人。

　　《难经·六十一难》说："望而知之谓之神，闻而知之谓之圣，问而知之谓之工，切而知之谓之巧。"强调的是四诊方法的重要性，这里的神、圣、工、巧皆是形容通过渊博知识和高超医术以获得准确信息的一种高境界，而不是说四诊是互相排斥的，更不像有的人断章取义地认为只需望诊就能判断疾病的医生才是最好的医生。社会上有些人故弄玄虚，如说某"中医大师"给人诊病，基本上是一照面就能说出患者的病情，而且还能说出这病是怎么得的；还有的"大师"给人看病时，基本上也是 30 秒就下处方，一天看病人多达几百人；甚至有些"大师"通过照片，就能"看"出人的健康状况，等等。这些大部分都属于必须坚决制止的欺骗行为。

五脏望诊参考部位 —— 面毛爪唇发

中医认为，心主脉，肺主皮，肝主筋，脾主肉，肾主骨。脉荣于面色，皮荣于毫毛，筋荣于爪甲，肉荣于口唇，骨荣于齿发。所以要了解五脏可以通过观察面色、皮毛、爪甲、口唇、头发这五个部位来获取信息（简称五表）。若面色变、皮毛脱、爪甲枯、唇上翻、发落齿枯，可作为相关五脏功能不良的参考。从五脏（心肝脾肺肾）到五体（皮脉筋骨肉），再到五表（面毛爪唇发），中医成功地构建了一个五脏望诊参考系统。

舌是一面健康的镜子

你注意观察过自己的舌头吗？为什么舌面上会有一层像苔藓一样的东西？舌头的颜色又为什么常常会改变？为什么有人舌很红？为什么有人苔很厚？为什么有人舌柔软而灵活，有人却舌体僵硬？这些都是属于中医舌诊能够回答的问题。

舌诊是中医诊断学的重要组成部分，经过几千年运用，舌诊已成为了祖国医学的特色之一。

舌诊，是以观察舌头的色泽、形态的变化来辅助诊断及鉴别的一个

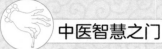

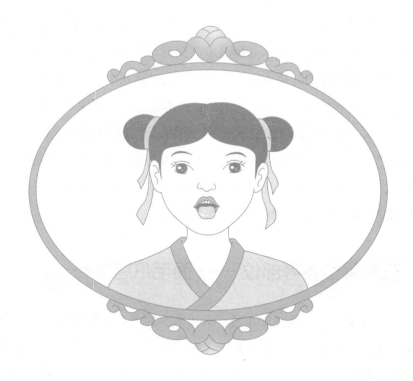

简单有效的方法。舌是人体反应最灵敏的一个器官，舌黏膜是体内细胞氧化代谢最活跃的场所。中医认为，舌为心之苗窍，脾之外候，而舌苔乃胃气之所熏蒸。舌通过经络和五脏六腑有着密切的联系，如手少阴经之别系舌本，足少阴之脉挟舌本，足厥阴之脉络舌本，足太阴之脉连舌本散舌下等。所以脏腑的病变可在舌质和舌苔上反映出来。舌诊主要是诊察舌质和舌苔的形态、色泽、润燥等，以此判断疾病的性质、病势的浅深、气血的盛衰、津液的盈亏及脏腑的虚实等，所以有"舌是一面健康的镜子"的说法。中医通过长期的临床实践，发现脏腑在舌面上呈相应的全息区，大致如下：舌尖区属心肺，舌中区属脾胃，舌边区属肝胆，舌根区属肾膀胱。

其实，西医诊断也重视舌质、舌苔的变化及舌的活动状态。譬如甲状腺功能亢进患者，舌头伸出时常会发生震颤；肢端肥大症和黏液性水肿患者舌体肥大；低血色素贫血时舌面平滑；核黄素缺乏时，舌上皮可有不规则隆起；

猩红热病人舌头呈鲜红色，形如草莓。说明人体重要脏器的疾病在舌头上均有所反应，因此可以通过舌诊了解病人的病情、变化和转归。正因为舌诊很重要，所以世界上不少国家正在深入研究舌诊，他们通过舌荧光检查、舌印检查、舌的病理切片检查、舌的活体显微镜观察、刮舌涂片检查以及各种生理、生化、血液流变学测定等探索舌诊的奥秘，让古老的中医舌诊对世界医学做出更大的贡献。

"面相"透露的信息

人体气血汇于头面，面部是透露人体内部信息最丰富之处，中医的面诊内容同样也很丰富，如《素问·刺热篇》就介绍了如果五脏有热，可通过望面部相应部位进行诊断。

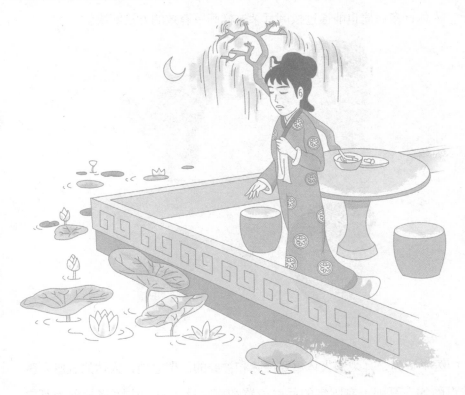

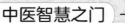

面诊包含的内容很多，诸如表情、面色、骨形、肌肉、五官以及一些病理情况如肿胀、皱纹、结痂、缺陷、充血、疼痛等都属于面诊需要观察的对象。总之，面色深沉晦暗者主病，面色光泽有神者为健康。

现代医学也有面诊，如心力衰竭病人面色黧黑；凡心脏病二尖瓣狭窄、闭锁不全者面色萎黄，双颧微红；肝硬化和肝癌病人面色甚黑；慢性肾炎尿毒症病人面色黯黑萎黄等。

耳朵——微型人体

耳朵是人体的一个最典型的全息部位。很多人有过这样的经验：当你疲劳时，按摩耳朵，会缓解疲劳感；当幼儿哭闹时，如果温柔地抚摸他的耳朵，孩子就会渐渐停止哭闹。因为按摩耳朵具有安抚情绪、愉悦心情的作用。实际上，人体许多病痛也能通过按摩耳朵这样简单有效的方法解决。

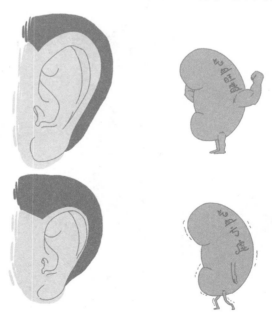

中医学认为，耳朵是人体重要经脉和神经的汇聚之地，人体的五脏六腑、四肢百骸均在耳郭上有固定的反射位置和病变反应点，中医将其称为耳穴。

把这些耳穴连起来可以发现，耳朵形状如同倒置于子宫中的胎儿，头部朝下臀部朝上。

耳穴的分布规律确实与人体对应：与头面相应的耳穴在耳垂和对耳屏；与上肢相应的耳穴在耳舟；与躯干和下肢相应的耳穴在对耳轮体部和对耳轮上、下脚；与内脏相应的耳穴集中在耳甲；其中与腹腔脏器相应的耳穴多在耳甲艇，与胸腔脏器相应的耳穴多在耳甲腔，与消化道相应的耳穴多在耳轮脚周围。以不同的方法刺激这些耳穴，就可影响对应的人体器官和组织。

耳诊就是通过观察耳穴、色泽、形态的变化来辅助诊断及鉴别的一个简单有效的方法。早在 2000 年前的《内经》中有"视耳好恶，以知其性"等文字记载。耳之色泽、形态、肥瘦反映着人体素质的强弱，耳穴则是人身病态反映的集中点。当人患病时，在耳朵整体和耳穴上都会有明显的颜色、形态、压痛等变化。如果用按摩、针具或药物刺激相应耳穴部位，可以治疗或缓解病痛。

这种通过刺激耳穴治疗疾病的方法，已经在中医的实践中得到了迅速的发展，除了传统的按摩、压丸法，还有诸如埋针法、电针法、耳夹法、注射法、激光法、电击冲法等新的治疗手段。中医神奇的耳穴治疗方法正在走向和现代科技相结合的发展之路。

指纹也能看病

三岁以下小儿诊脉有些困难，唐代有位医家王超著了一本书名《水镜图诀》。书中记载了一种小儿指诊法，即通过观察小儿食指掌面靠拇指一侧的浅表静脉（又名虎口纹、虎口三关脉纹）进行诊断的方法。小儿指诊法以食指第一节为风关，第二节为气关，第三节为命关。纹在风关是邪浅病轻，纹达气关是感邪较重，纹透命关则病尤重。若指纹透过风、气、命三关一直延伸指端者，即所谓"透关射甲"，提示病情危重。一般正常指纹是红黄相兼，隐现于风关之内。纹紫为热，淡红为虚，青色为风、主痛，青兼紫黑为血络瘀

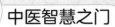

闭。不过指纹的变化虽可反映病变的轻重、深浅，但也只能作为辨证的参考。必须配合其他诊法综合分析，才能做出正确诊断。

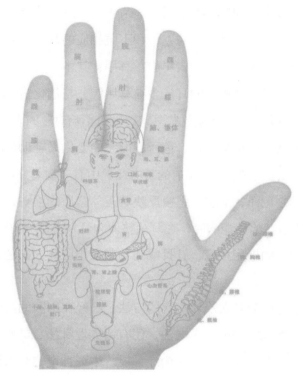

现代医学认为，小儿望指纹是观察食指桡侧的浅表静脉。指纹充盈度的变化主要与静脉压有关，心力衰竭、肺炎等患儿，大多数可见指纹向命关延伸，这是由于静脉压升高所致。静脉压愈高，指纹的充盈度就愈大，也就愈向指尖方向伸展。指纹的色泽在某些程度上可反映体内缺氧的程度，缺氧愈甚，血中还原血红蛋白量就愈高，指纹的青紫色也就愈明显，因而肺炎及心力衰竭的患儿多出现青紫或紫色指纹，贫血的患儿则由于红细胞及血红蛋白减少，指纹浅淡。

从成语"尝粪忧心"谈谈粪便的诊断价值

粪便可反映人的身体状况。春秋末期，越王勾践为取得吴王夫差的信任，亲尝夫差的粪便，说大王粪便"苦且楚酸"，病快好了，引得"吴王大悦"。还有二十四孝中亦有"尝粪忧心"的记载，讲述一位名叫庾黔娄的孝子亲口品尝父亲粪便来了解病情的故事。庾黔娄，南齐高士，任屡陵县令。赴任不满十天，忽觉心惊流汗，预感家中有事，当即辞官返乡。回到家中，知父亲已病重两日。医生嘱咐说："要知道病情吉凶，只要尝一尝病人粪便的味道，味道是苦，病情就好转了。"于是黔娄就去尝父亲的粪便，发现味甜，内心十分忧虑，夜里跪拜北斗星，乞求以身代父去死。几天后父亲死去，黔娄安葬了父亲，并守制三年，成为一大孝子。古代像这样"尝粪救亲"的例子有很多。

当然，现代发达的医学技术已无须我们亲尝粪便去尽孝心了。但无论是西医还是中医都重视验粪便以辅助诊断。中医望大便，主要是察大便的颜色及便质、便量。大便色黄，呈条状，干湿适中，便后舒适者，是正常大便；大便清稀，完谷不化或如鸭溏者，多属寒泻；大便色黄稀清如糜有恶臭者，多属热泻；大便色白，多属脾虚或黄疸；大便燥结者，多属实热证；大便干结如羊屎，排出困难或多日不便而不甚痛苦者多为阴血亏虚；大便如黏冻而夹有脓血且兼腹痛、里急后重者是痢疾；大便黑如柏油是胃络出血；小儿便绿，多为消化不良的征象；大便下血有两种情况，如先血后便，血色鲜红的是近血，多见于痔疮出血；若先便后血，血色褐黯的是远血，多见于胃肠病等。

现代检查技术已经十分先进，因此有些情况下还是需要及时提醒患者做进一步的现代病理检查，如见到黑便，问清没有吃猪血，又没有吃可能拉黑便的药物，一般认为是上消化道出血。胃和十二指肠出血，血流过几米长的肠道，发生了各种化学变化，逐渐变黑，因此，这些地方出血，量又不是很大的话，大便应该是黑的。在上消化道出血的患者中，因溃疡病出血的约占一半，其中大部分是十二指肠溃疡出血。除溃疡病之外，胃炎、肝硬化合并食管或胃底静脉曲张破裂、胃癌，也是引起上消化道出血的常见原因。

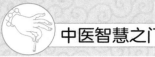

闻气味助诊断

《内经》里有通过臊、焦、香、腥、腐等气味帮助诊断五脏情况的介绍。气味诊断是中医"闻诊"的重要诊断方法之一，是医者通过嗅觉了解由病体发出的各种异常声音和气味以诊察病情。嗅气味以辨邪气性质为主，具体方法包括：①嗅口中气味。口臭是胃热，或有龋齿，咽喉、口腔溃疡，口腔不洁等；口气酸臭，多因宿食不化；口气腥臭、咳吐脓血是肺痈。②嗅排泄物气味。痰、涕、大小便、月经、白带等气味酸腐秽臭，大多为实热或湿热；痰涕秽臭而黄稠，为肺中有热；大便酸臭为肠胃有热；小便臊臭混浊、白带色黄而臭，为湿热下注；凡排泄物气味微有腥臭，多属虚寒或寒湿；大便腥气而溏稀，为大肠虚寒；白带味腥而清稀，为寒湿下注；汗有腥膻气，为风湿热久蕴于皮肤，而津液蒸变所致。③嗅病室气味。病室气味是由病体及其排泄物气味散发的，如瘟疫病人的病室充满霉腐臭气；疮疡溃烂，室内有腐烂的恶臭味；若室内有血腥气味，多为失血证；尿臊味，多见于尿毒症水肿晚期患者。

现代医学也重视闻诊，人体散发不同的气味预示着不同的疾病。如大蒜样气味提醒有机磷农药中毒或误服灭鼠药磷化锌者；烂苹果味可见于糖尿病患者，糖尿病患者病情恶化时由于产生大量酮体，口中便会散发出一种烂苹果样的气味；氨气味（即小便味）可见于肾炎患者，当肾功能衰竭时，由于不能正常代谢，体内肌酐、尿素氮含量增高，口中就有一股特殊的氨气味；口中常有霉臭味者提示肝脏有病，严重肝病的病人连呼出的气中也有此味，称为"肝臭"；口中有脓臭味常见于化脓性鼻炎、副鼻窦炎、鼻内异物或肺脓肿等，这些疾病的病灶处形成溃疡、糜烂、化脓，就引起脓性口臭；粪臭味（指病人呕吐物中有粪臭味道）可见于急性腹膜炎和肠梗阻，应即刻送医院抢救；腋下大汗腺分泌旺盛，易患臭汗症（狐臭），此病对健康无影响、无传染性，多与家族遗传史有关。

听声音助诊断

人获得外界信息主要是"看"或是"听"，智慧之人常常听觉功能超常。佛典中的五百罗汉中，第六尊是闻声得果尊。闻声得果尊者原来是王子。有一次，他在御花园中游玩，忽然听到一种奇妙的声音传来。他循着声音去寻找，一直走到一座巍峨的大山前，这时声音突然消失了，四周一片沉寂。正当他疑惑不解，准备原路返回时，佛祖突然来到他的面前。佛祖问他听见到是什么声音，他说他听到的是有情的声音和无情的声音。佛祖又问什么是有情的声音，什么是无情的声音。他回答说，有情的声音是人所发出的声音，无情的声音是神的声音、雷电的声音、风声和水声。佛祖对他的回答非常满意，认为他听声音就能明辨是非，具有不同寻常的慧根，便将他收为弟子，成为无比丘之一。闻声得果尊者内心清净，闻佛法而放弃富贵生活，他执着修行不知疲倦，最终修成罗汉正果，进入不生不灭的永恒境界。

当然这是佛教中的传说。其实对常人而言，一个人的话语不仅能大致反映此人的性格，也能反映其健康状况。如健康的声音，虽有个体差异，但发声自然、音调和畅、刚柔相济，此为正常声音的共同特点。由于人们性别、年龄、身体等形质禀赋之不同，正常人的声音亦各不相同，男性多声低而浊，女性多声高而清，儿童则声尖利清脆，老人则声浑厚低沉。

不同的年龄层次的人有不同的声音。因为人的声音是人体所有空腔的联合共鸣，与肺活量甚至骨骼密度、皮肤密度、鼻窦空腔等都有关。同时，动脉老化程度、心脏活力等也影响着人的声音。因此，声音特征是判断身体健康与否的标志之一。

所以声音诊断也是中医"闻诊"的重要诊断内容之一。如《内经》说"言而微，终日复言者，此夺气也"，"言语善恶，不避亲疏者，此神明之乱也"。就是说，见骂詈歌笑无常、胡言乱语、喧扰妄动、烦躁不安等狂言表现者为狂证，俗称"武痴"、"发疯"。此类病人情绪处于极度兴奋状态，多属阳证、

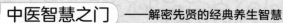

热证，多因痰火扰心、肝胆郁火所致。见语无伦次、自言自语或默默不语、哭笑无常、精神恍惚、不欲见人者为癫证，俗称"文痴"。此类病人精神抑郁不振，多属阴证，多因痰浊郁闭或心脾两虚所致。

三国时期的思想家、文学家刘劭在其《人物志》中撰曰："夫容之动作，发乎心气；心气之征，则声变是也。夫气合成声，声应律吕：有和平之声，有清畅之声，有回衍之声。夫声畅于气，则实存貌色；故诚仁必有温柔之色，诚勇必有矜奋之色，诚智必有明达之色。"就强调了人体外在声色气质与内部五脏的关系。

号脉部位仅在腕部吗

中医大夫常在腕部把脉诊断，说明这腕部是人体信息的一个"咽喉要道"。

实际上，《内经》的常用诊脉部位主要有二处。一是颈部人迎，二是腕部寸口。因为，"喉主天气，咽主地气"（见《素问·太阴阳明论》）、"天气通于肺，地气通于嗌"（见《素问·阴阳应象大论》）。从经脉循行看，阳经皆过颈部，阴经皆从内上口舌咽部，说明颈咽部是生命的"要道"。

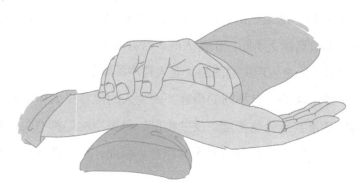

另外，"气口亦太阴也"，是指气口即手太阴经的腕部寸口部位。《内经》尺肤诊的全息规律是腕部（寸口）应于人得颈咽部。况且十二经中太阴与阳明为阴阳相对的小循环，人迎属阳明胃经穴而寸口属太阴肺经穴。

《素问·五藏别论篇》中有言："帝曰：气口何以独为五藏主？岐伯曰：胃者，水谷之海，六府之大源也。五味入口，藏于胃，以养五藏气。气口亦太阴也。是以五脏六腑之气味，皆出于胃，变见于气口。故五气入鼻，藏于心肺，心肺有病，而鼻为之不利也。"这里"气口"字面意思是"经气之口"（俗称通气口），所以应在人体的表浅位置，而颈部（人迎）和手腕（寸口）最表浅，所以作为诊脉部位最为方便，人迎候阳，寸口候阴（见《素问·六节藏象论篇》）。

其实，《素问·三部九候论篇》中还提倡"三部九候"遍诊法，就是按摸全身从头到脚可以触摸到的动脉，包括头、颈、两颊动脉，上肢的桡动脉，下肢的胫后、足背、腘、股动脉。这些部位的动脉都在体表或贴于骨上和皮下。《内经》记述的切脉主要就是"遍身诊"，"遍身诊"又叫"三部九候"诊，后来已不常用，这也许是一个误途，理论上遍诊法更科学。

从现代医学来看，遍诊方法也很有实际意义。我们知道，血液在心脏收缩时产生的压力波叫脉波，脉波通过动脉管传到周身。脉波的形状随循环系统情况的改变而改变，它反映心脏的情况，也反映动脉管的弹性情况。所以，观察全身各处的脉搏形状可以得到更全面的诊断体征。例如主要由于主动脉弓等有关动脉发生病变而造成的"无脉症"，因肢体积血，可使上肢和下肢的一些动脉搏减弱或消失。对这样的病人进行"遍身诊"就可以帮助了解他的血管的病理情况。又如对心脏病患者和血栓闭塞性脉管炎患者用"遍身诊"也很有意义。

何时诊脉最好

《素问·脉要精微论篇》介绍了诊脉的最佳时间是平旦（早晨六点），此时一般人阴阳之气多处于最基础的状态（基础体温最低），因为饮食未进，经络之气的运营未受外界干扰而维持在最本色的状态，所以易诊得异常之脉。此时号脉的搏动情况，观察面色（神色），更容易诊得五脏六腑之有余不足的

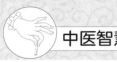

情况，从而判断患者之病情。

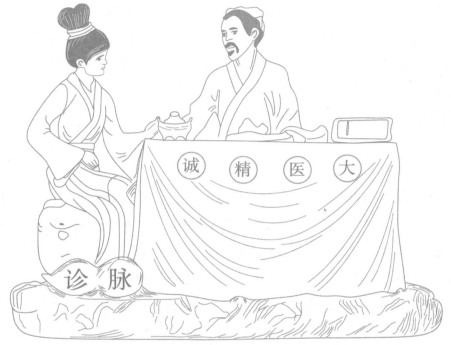

大 医 精 诚

诊 脉

总之，诊脉宜在医患都气定神安的状态下进行。诊脉时要求有一个安静的内外环境。诊脉之前，可以先让病人休息片刻使气血平静，诊室也要保持安静，以避免外界环境的影响和病人情绪的波动，更有利于医生体会脉象。

现代医学临床抽血检查也规定应在清晨空腹状态下进行。

小儿如何号脉

寸口诊脉部位是手腕内侧腕后高骨（桡骨茎突）旁，桡动脉搏动处。高骨对应的桡动脉搏动部位是关部，关之前为寸部，关之后为尺部。对成人切脉用三指定位，三指的疏密应按病人的高矮作适当调整。

小儿前臂短小，切脉部位"寸口"短小，不容三指以候寸关尺，可用"一指（拇指）定关法"，也称为一指定三关，而不细分三部。操作方法是：用左手握住小儿的手，对三岁以下的小儿，可用右手拇指按于小儿掌后高骨部脉上，不分三部，以定至数为主。亦有用食指直压三关，或用食指拦度脉上而辗转以诊之。

小儿平脉（正常脉象）较成人为快，一般1—2岁小儿，脉搏每一息（即是一呼一吸）跳动6～7次；3—6岁小儿，每一息跳动5～6次。以后随年龄增加，脉搏则相对减少。小儿诊脉通常以浮、沉、迟、数辨表、里、寒、热；以有力、无力来判断虚、实。

号脉能诊断出哪些疾病

有患者问中医大夫："我有骨髓炎，你能号出来吗？"还有患者说："平日里看电视电影的经常看见老中医号脉，很神，请问号脉能诊断出哪些病症啊？高血压能不能号出来？肿瘤能不能号出来？"

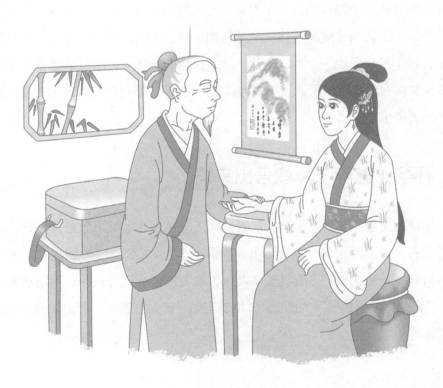

首先，我们要对脉诊的原理有个大致的了解。号脉主要是号经脉之气，好比测水流状况。天地温和，则水流安静；天寒地冻，则水流凝涩；天暑地热，则水流沸动；大风暴起，则水流波涌。号经脉之气主要也是了解人体的阴阳寒热虚实态势，通过"寸关尺"定位以了解五脏系统的盛衰态势。所以说，号脉号的不是西医的"病"，而是中医的"证"，以便为"辨证论治"提供依据。

我国古代医家很注意脉诊在临床上的意义，认为通过切脉可以了解病的属性是寒还是热、机体正气是盛还是衰以及测知病因、病位和判断预后。正如《灵枢·经脉》所说："经脉者，所以能决生死，处百病，调虚实，不可不通。"这就是说，脉诊可以判断病人的生死，处理百病，调理虚实。《素问·阴阳应象大论》又说："善诊者察色按脉……观权衡规矩而知病所主，按尺寸观浮沉滑涩而知病所生以治。"这就是说，从脉象的权衡规矩可以识别疾病所主的脏腑，从病人的脉象去辨别浮沉滑涩可以知道疾病发生发展的态势。这是从把人体看成一个整体的观点出发的，而这种整体观点又是以经络学说作为基础的。中医认为经络是人体气血运行的通路，它内通脏腑，外连四肢肌肤骨节，将全身串联成一个有机整体。脉是整体的一部分，所以从脉象的变化可以察知内在的变化。所谓"有诸内，必形诸外"，就是指人体内部的变化会在外部表现出来。

怀孕（喜脉）真能号出来吗

电视剧《孝庄秘史》里有一情景：大玉儿（孝庄）沉下脸来正要说话，寝殿门打开，太医出来，顺治忙上前问道："皇贵妃怎么了？快说！"太医微笑着跪下，磕头道："臣恭贺皇太后、皇上，皇贵妃是喜脉！"顺治大喜道："真的？你确定？"太医道："臣有把握，确是喜脉！"顺治大喜，冲进寝殿去。

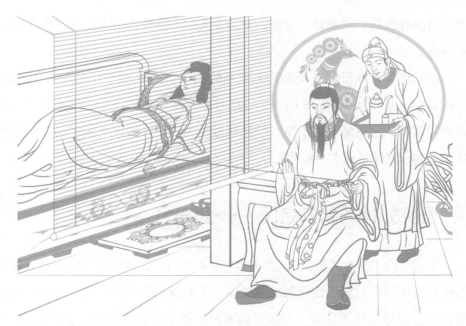

电视连续剧《大宅门》共四十集，其故事也从"喜脉"而起：詹王府的大格格未婚先孕，请誉满京城的"百草厅"药铺白颖轩诊治。但见大格格躲在帐内，伸出一只手来，白二爷凝神静气号脉片刻即做出诊断。然而白二爷不知大格格未婚，竟向王爷道喜，从而触怒了王爷，砸车杀马，两家结下怨仇。但也正显示了白家医术的高明。

"喜脉"这个词，我们都不陌生，电影和电视剧中经常出现。妇女已怀孕的脉象就叫喜脉。如果妇女月经不来却有滑脉，就应考虑是否怀孕了。所以若问怀孕能通过号脉诊断出来吗？回答是肯定的。因为从古至今，有诸多文献记录在案。在中医最早的一部脉学专著《脉经》（汉代王叔和著）里就有记载怀孕之脉的诊法。喜脉之脉象，搏动流利、偏浮、偏实、偏数，脉体有圆湛感，按之流利，圆滑如按滚珠。王叔和云："与数相似"，脉形充实圆滑而脉势有力。喜脉的特点是脉来流利而圆滑。切脉时，可触到脉跳流利而不涩滞，脉率似数非数之动象。指下有"如盘走珠"之圆滑感觉，故可理解为"流利"脉。当然，这些描述意会性太强，只有经验非常丰富的医生才有相对高的准确率。而且中医滑脉并非仅见于妊娠。中医认为，邪气亢盛、正气充盈者亦可出现滑脉，主痰盛、食滞、发热等实症，某些体质强壮的健康人也时见滑脉。

现在怀孕诊断已很方便而且有较高的准确率，常见的方法有早孕试纸、妊娠试验、基础体测定、B 超等。中医号脉诊断怀孕方法由于技术复杂，难以学习掌握，已逐渐消失不用，但是对号脉的怀孕诊断这个古老的技术进行学术上的研究还是很有必要的。

号脉如神的新安名医 —— 吴楚

俗语常说"病急乱投医"。清康熙丙辰年八月，安徽歙县当地一女子突发急病，发作时症见突然昏仆倒地并抽搐，类似我们今天俗称的羊角风病，反复发作，一昼夜能发作五、六次。病家就近请了一医生诊视，认定是痰疾，开出利痰药但不见效；第二天，病家换请了一位医生，又诊为是风疾，开出了祛风之剂，用了几帖后仍一点也不见效；病家着急，于是又换一医，这次医生竟诊为火疾，给予了清热泻火之剂，服药后症状反而加剧；于是再换一医，诊为血虚，认为血虚不能养筋故抽筋，这回众人都认为医生诊断有理，于是服养血之药两日还是不效，患者仍频频发作。最终病家请来吴楚诊治。

吴楚初给患者号脉，感觉其六部脉象平和（注："六部"指左右两手寸口的寸、关、尺三部），不滑、不浮、不洪数、不涩，并不见明显的病理脉象，心里有些奇怪，再凝神静气细细用心把脉，才感觉到唯右关脉稍觉滞，按之有力，于是心中有些数了，问患者发病前可曾吃了什么冷东西，患者家属忙答道：发病前曾吃过一冷粽。因当时值八月夏天，人们贪凉喜吃冷物。吴楚进一步追问：后来还吃了什么？答：下午又吃了北瓜和冷面。经过一番详细的望闻问切，吴楚确诊为食厥，治在脾胃，胸有成竹，开了一大剂顺气消食之药，服下后患者即不再发作抽筋，晚上也能睡眠了。只是第二天患者似乎感觉胸前有胀块，按之很痛。吴楚解释道：这实际上是理气药在发挥作用的正常反应。他让患者照前方再服一剂，第二天痞块即消失，吴楚稍稍将方再做了些加减，三剂后，病人康复了。

号脉是中医的一大绝活，小小的寸口是诊断人体五脏六腑气血状况的全息窗口之一。新安名医吴楚号脉如神，人称"奇士"，功夫全在于他的积淀和精益求精的治病态度上。从上述医案可见，吴楚能于众识纷纭之中，抓住"右关脉稍沉滞，按之有力"这一点，追得伤食之病机，一剂见效，三剂而愈，可谓医道功深。他强调：凡治病要想获得病情，必须认真审脉。可一些医者诊脉时往往手指随便在患者腕部一搭便了事，这样很容易出差错。吴楚治学严谨，凡平时诊治验案均随时笔之于书。他编撰的《医验录初集》二卷和《医验录二集》五卷皆流传于世，上述医案就摘录于他的书中。

中医"四诊"现代化

中医属于中国传统技艺，如何与现代科技相结合是需要我们认真思考的，因为这里更涉及中西文化的"嫁接"问题。说起嫁接技术，我们知道影响嫁接成活的主要因素是嫁与接双方的亲和力，其次是嫁接后的管理。所谓亲和力，就是嫁与接双方在内部组织结构上、生理和遗传上彼此相同或相近，从而能互相结合在一起的能力。亲和力高，嫁接成活率高。反之则成活率低。所以，我们首先要探索中国传统文化与现代高科技的"亲和点"在哪里。

中医的四诊属技术范畴，将某一项技术现代化是完全有可能的。

事实上，中医"四诊"现代化也一直处在探索研究之中。20世纪60年代初，国内就有很多学者在古人对脉象图认识的基础上，利用现代科技对大量常见脉的图示进行了临床测绘和分析，曾初步确定了约13种脉图的特征值，对平、弦、滑、虚、实等脉还建立了判别式，试图使脉图辨识进入定量分析。在脉象客观化的基础上，脉诊研究还进入了机制探讨的阶段。随着脉图的广泛测试和深入研究，人们已认识到脉图是一项灵敏的生理信息，被逐渐引入生理检测的指标而运用于临床，如用于飞行员和老年人的健康检查等。通过对不

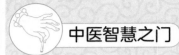

同年龄健康人群的脉图普查，在建立健康人常数的基础上可以通过脉图分析，了解与年龄有关的心血管功能的退行性变化趋势；观察正常人脉图的年、月、日节律变化，可以了解人体生理功能的时间生物节律；还可以通过脉图分析，了解不同气候、地理环境等自然条件或饮食、睡眠、运动等不同生理条件对循环功能的影响，以图验证"天人相应"的科学论述。再如滑脉为青壮年的常脉，也可见于妇人孕脉，是指脉来流利、通畅、圆滑。有人从现代医学角度进行解释：滑脉出现，一般反映血管壁弹性良好，呈串珠状扩张，循环血容量增加，心搏有力，血流稍速等。总之，上述研究都值得进一步深入。相信中医的一些实用技术完全可以向定量化发展。

针灸学说

　　针灸是中医治疗疾病的独特措施和手段，是一种"内病外治"的医术，根据中医理论确定病变属于哪一经脉、哪一脏腑，然后选穴、配穴处方，应用一定的操作法，通经脉，调气血，通过经络、腧穴的传导作用治疗疾病，见效快、简便易行。针灸疗法是中华传统医学遗产的一部分，也是我国特有的一种民族医疗方法，2010年11月被联合国教科文组织列入人类非物质文化遗产代表作名录。

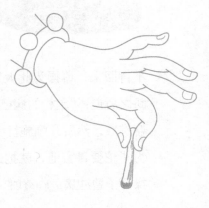

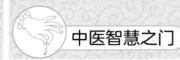

华佗针刺治曹操头风病的故事

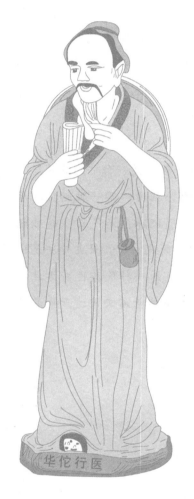

华佗，东汉末年出生于豫州沛国谯县（今安徽亳州）的一个普通士族家庭，年轻时曾游学徐州，兼通数经，通晓养性之术。据史书记载，他年近半百，相貌却如壮年。他性情爽朗刚强，淡于功名利禄，只愿做一个平凡的民间医生，以自己的医术来解除病人的痛苦，他的足迹遍布江苏、山东、安徽、河南等地，深得当地群众的景仰和爱戴。

华佗由于治学得法，医术迅速提高，名震远近。正当华佗热心在民间奉献自己的精湛医术时，崛起于中原动乱中的曹操找到了他。原来，曹操早年得了一种头风病，每次发作均头痛难忍。请了很多医生治疗都不见效。听说华佗医术高明，曹操就来请他医治。华佗只给他扎了一针，头痛立止。曹操怕自己的病再发，就强行将华佗留在许昌做自己的侍医，供他个人使唤。华佗禀性清高，不慕功利，不愿做这种形同仆役的侍医。曹操几次写信要他回来，又派地方官吏去催。华佗推说妻子病得厉害，不肯回来，曹操为此大发雷霆。不久，华佗被抓到许昌为曹操治病。华佗诊断之后说："丞相的病已经很严重，不是针灸可以奏效的了。我想还是给你服麻沸散，然后开颅施行手术，这样才能除去病根。"曹操一听，勃然大怒，认为华佗要谋害他，就把这位在中国医学上有杰出贡献的医生杀害了。后当曹操爱子曹冲病危临终时，曹操仰天大呼："苍天！苍天！我后悔杀了华佗！"

狄仁杰针风府治小儿鼻赘的故事

看过电视剧《神探狄仁杰》的人都知道，唐朝著名宰相狄仁杰在武则天统治时期曾担任国家最高司法职务，判决积案、疑案，纠正冤假错案，是我国历史上以廉洁勤政著称的清官。殊不知他也通晓医术，尤其精于针灸。显庆年间，狄仁杰奉皇帝命入关当差，走到一个地方，远远见有众人围观，只见人群上面有一巨大牌子，上面写有大字，意思是：如能治好这个小孩的病，重金酬谢。于是他就走近一看，一个小孩卧躺在牌子下，年龄十四五岁，只见其鼻尖长了一个如拳头大的赘生物，有一根像瓜蒂一样的筋连于鼻尖，患儿十分痛苦，由于赘生物的牵拉，两眼翻白。狄仁杰一见顿起恻隐之心，说："我来治疗。"说着让人扶起患儿，于其脑后风府穴下了一针，一边运针一边告诉患儿："若鼻尖长物处有感觉就点头"，等患儿一点头，狄氏立马起针。奇迹发生了，只见赘生物随着针起而脱落了，患儿也不翻白眼了。其父母感动得泪流满面，拿出重金要酬谢。狄公笑说："我实在看患儿危急，所以伸手相救，并不图钱。"说完头也不回地走了。

针灸是我国的国宝

2010 年 11 月 16 日，联合国教科文组织保护非物质文化遗产政府间委员会于肯尼亚首都内罗毕举行第五次会议，审议通过了中国申报的项目"中医针灸"和"京剧"，将其列入《人类非物质文化遗产代表作名录》。

我们知道，物质文化遗产是以物化形态而存在的，是有形的看得见摸得着的实

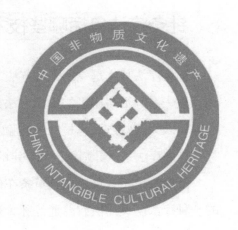

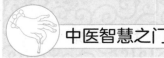

体，它不受当今人们活动的影响而存在于世（天灾和人为毁灭除外），如武侯祠、杜甫草堂及各宗教寺庙、道观，先人建造于几百年前，仍立今世。但它的建造工艺流程，包括一些绘画的用料配方，都是无形的、非物质的。再比如蜀锦，是看得见摸得着的东西，是以物质形态存在的，但工艺的绝技、艺术的构思、行规、信仰、禁忌等，还有倾注在作品中的个人情感，是看不见摸不着的，是无形的，这就属于非物质文化遗产。

很显然，针灸也属于非物质文化遗产范畴。其要素有四点：第一，传承性及可持续发展性：既然是遗产，首先应当指被遗留下来的东西，至今仍然在中华民族相关的人群生活中延续，并且具有厚重的历史价值、美学价值，并能给我们的物质和精神生活享受带来积极向上意义的文化遗产。第二，不断的创新性及突出的历史地位：所有的非物质文化形式都是与孕育它的民族、地域生长在一起的，构成文化综合体。并随着其所处环境、与自然界的相互关系和历史的条件的变迁而不断使这种代代相传的非物质文化遗产得到创新。第三，民族（地域、家族等）认同性：非物质文化遗产及其扎根、生长、发展的人文环境和自然环境，才是其作为遗产的整体价值所在。第四，受冲击性：非物质文化遗产往往比物质的、有形的遗产更加脆弱。如载歌载舞的维吾尔木卡姆，近年来，伴随着城市化、工业化而产生的各类流行文化风靡各维吾尔社区，使新疆维吾尔木卡姆等传统受到了强烈冲击。

针灸疗法包括哪些技术

针灸疗法其实是一系列的方法，除了"针"和"灸"两门主要治疗技术，还涵盖一系列衍生出来的治疗方法如拔罐、刺络放血、按摩推拿、气功、刮痧等，因为这些方法也是以经络腧穴理论为理论基础的。

针刺疗法是以针刺入人体一定的穴位来达到治病的目的。

灸疗法是用灸草炷或灸草条在体表一定的穴位上烧灼、熏熨的治病防病的一种疗法。灸疗法有温通经脉、调和气血、调理体质、增强抵抗力以防治疾病的功能。

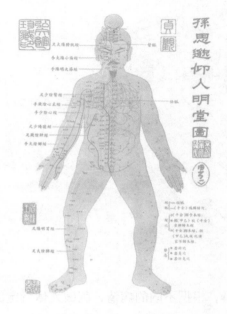

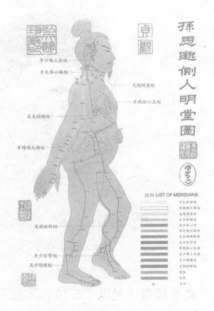

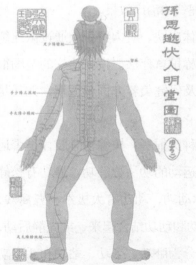

唐以前传统的明堂图主要指全身腧穴总图，一般为正人、伏人、侧人三人明堂图，故这一时期的明堂图也称作"偃侧图"

　　拔罐疗法（俗称火罐）是以罐为工具，利用燃烧、挤压等方法排除罐内空气，造成负压，使罐吸附于体表特定部位（患处、穴位），产生广泛刺激，形成局部充血或瘀血现象，而达到防病治病、强壮身体的目的的一种治疗方法。

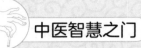
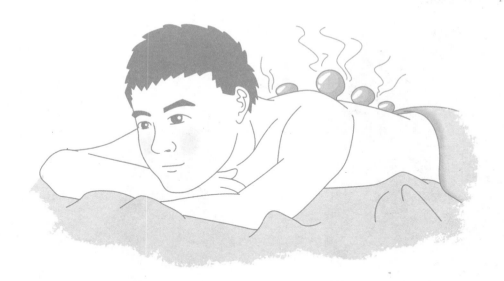

刺络放血法是以"三棱针"为工具，根据不同的病情，刺破人体特定部位的浅表血管，放出适量的血液，达到活血理气的治疗效果。

按摩推拿是运用手指的运力技巧，在人体皮肤、肌肉组织上通过做连续的动作来治病，这种方法叫作按摩疗法，也称推拿疗法。按摩治疗的范围很广，在伤科、内科、妇科、儿科、五官科以及保健美容方面都适用，尤其是对于慢性病、功能性疾病疗效较好。

气功疗法属体育疗法范畴。气功的功法种类很多，按练功时肢体是否运动可分为静功、动功和动静功三种。肢体不运动的功法称静功，静功有松静功、内养功、强壮功等。肢体运动的功法称动功，动功有太极拳、五禽戏、八段锦、峨眉桩、鹤翔桩等。动静功是将静功和动功结合起来，或先静后动，或先动后静。按练功时的身体姿势来分，可分为卧功、坐功、站功和活步功四种。不论何种功法，练功时要进行三调，即调意、调身和调息。

刮痧疗法也是中国传统的自然疗法之一，它是以中医皮部理论为基础，用牛角、玉石等工具在皮肤相关部位刮拭，以达到疏通经络、活血化瘀之目的。刮痧可以扩张毛细血管，增加汗腺分泌，促进血液循环，对于高血压、中暑、肌肉酸疼等都有立竿见影之效。经常刮痧，可起到调整经气、解除疲劳、增加免疫功能的作用。

针灸疗法的优点有哪些

针灸疗法具有很多优点：第一，适应证广，可用于内、外、妇、儿、五官等科多种疾病的治疗和预防；第二，见效快、疗效好，特别是具有良好的兴奋身体机能、提高抗病能力和镇静、镇痛等作用；第三，操作方法简便易行；第四，医疗费用少；第五，没有或极少副作用，基本安全可靠，又可以协同其他疗法进行综合治疗。这些也是它始终受到人民群众欢迎的原因。

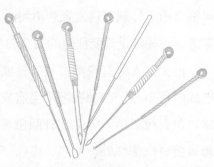

针灸能治所有疾病吗

针灸的适应证很广，在西医未进入中国以前，中国人生病就是靠中药和针灸进行救治的。针灸的适应证有自己的优势病种，总的来说，针灸疗法尤适用于功能性病变，如痛证、月经不调、失眠等，也可辅助治疗一些器质性病变。当然，针灸医疗也有它的局限性，并不是所有疾病都适合针灸的，如患者缺碘或缺钾，症状明显时应当"对因治疗"。

针灸治疗安全吗

我们说针灸安全都是相对而言的。

首先，安全需要医生和患者都认同针灸治疗这种方法，也就是文化的认同。电影《刮痧》就深刻地揭露了这样一种缺乏认同的现状。该故事发生在美国,男主人公的儿子腹泻发热,刚去美国的爷爷因为看不懂药品上的英文说明,便用中国民间流传的刮痧疗法给孙子治病,结果被人误会成男主人公虐待儿童。法庭上,男主人公百口莫辩,被剥夺了监护权,不准他与儿子见面。可见,认同中国传统文化和针灸治疗原理,是认同针灸安全性的前提。

其次,如果针具消毒不严格,也会有很多隐患。另外,心脏不好的患者可能会由于针刺而诱发意想不到的意外后果,由于体质原因会出现晕针现象,等等,这些都是需要注意的安全隐患。

再次,人体有些部位是禁针或需要慎重针刺的,如果定位不准,也可能造成医疗事故,如刺胸部不当造成气胸。有些部位进针或运针有极严格的要求,曾有报道由于医生在针刺患者内关穴时为了加强针感,连续捻转,以致患者前臂内侧红肿、发热、疼痛、握拳功能障碍,这可能就是损伤了血管与正中神经所致。

最后,针灸治疗的安全取决于很多方面,如医者的医术水平、患者对医者的信任度,疾病的性质和程度,正确的诊断与治疗,医患双方的配合等。

最早的针灸工具——砭石

针灸是经验医学,是建立在人类医疗需求基础上的一种本能,是最古老的医学技术。针刺技术起源于新石器时代,1963年在内蒙古多伦县头道洼新石器时代遗址出土的一枚"砭石",长4.5厘米,一端为四棱锥形,可用来放血,一边为扁平的刃,可用来切开脓肿,这就是最早的针刺工具。

还有1964年在湖南益阳桃博

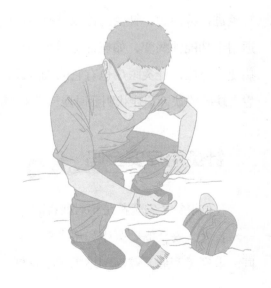

战国墓中出上了一件凹形圆石，凹槽中可容纳一个手指指腹，为原始的按摩工具。1955年郑州商代遗址中出土一枚玉质的剑状腹石。1973年河北藁城合西村商代遗址中出土一枚医用石镰，可供切剖脓疱之用。

"九针"就是九种针具吗

随着生产力水平的不断提高，人们制作工具的水平也不断提高，工具也随之更加精细、精巧化。从砭石到"针"就是一个质的飞跃。

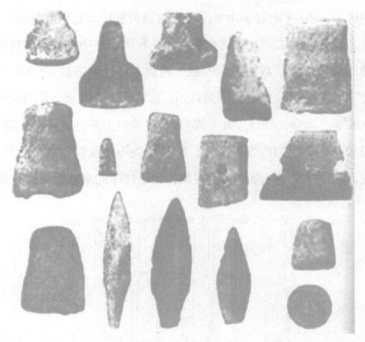

从《内经》著作中可以看到，当时已将"砭石"看成是粗劣的医疗工具，要求用"微针"来代替它。《内经》时代砭石虽还在应用，但相对精制的"针"已在临床应用中取得了主导地位，而且人们已经根据临床需要制出了成套的针具——"九针"，包括镵针、圆针、锟针、锋针、铍针、圆利针、毫针、长针和大针，它们作用各不相同，有偏于针刺的、有偏于按摩的、有偏于刺络放血的、有偏于割脓排毒的。

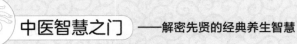
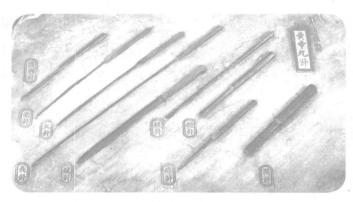

黄帝九针

"九针"一词在《内经》中常出现，这是否就代表九种针具呢？针为什么正好应九之数呢？其实"九"这个数字，在我国民俗中有着十分特殊的意义。九为阳数的极数，即单数中最大的数。因此，在我国古代文化中"九"常有"多""大""极"之意。如称我国为九州，形容天高为九天，形容地深为九泉，家族为九族等。同样，针具应九（规矩），也能制出各种针具（方圆）。"九针"即寓意着针具拥有无穷的发展空间，针具种类不是仅仅就九种，经过历代的发展演变，如今仅是毫针就有多种规格，用于按摩的刮痧板同样有各种形状。

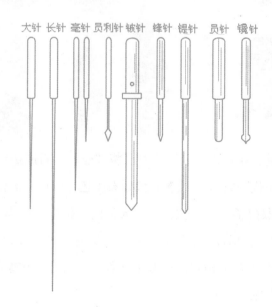

皇甫谧与最早的针灸学专著《针灸甲乙经》

《晋书》里记载了一位著名的针灸学家——皇甫谧。皇甫谧，魏晋年间人，是西晋著名的学者和医学家。皇甫谧小的时候顽劣异常，在叔母的教育下终于浪子回头，努力读书，并编撰了《针灸甲乙经》一书，流传于世。该书是现存最早的针灸学专著。

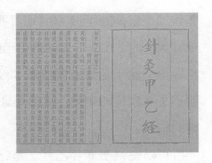

皇甫谧幼年时父母双亡，便过继给了叔父叔母。他在幼时十分贪玩，不喜欢读书，叔母十分担心。一天，他摘回了许多野生瓜果给叔母吃，叔母对他说："如果你不好好学习，没有半点本事，就算是用山珍海味来孝敬我，我也不会领情。今年你已经20岁了，不读书，不上进，我心里就得不到安慰。我只希望你有上好的才学，可你总是不能明白长辈的心意。提高修养、学习知识都是对你自己有益的事，难道还能对我们有什么好处吗？"说着并流下了眼泪。皇甫谧听了这番话，心中十分不安。顿悟自己原来已经虚度了20年的光阴，实在羞愧难当，从此立志努力学习，博览群书，著书立说，渐渐成为一位知名学者。

有人劝皇甫谧广交名士，做官成名。皇甫谧说："享用人家俸禄的人就要怀着人家的忧虑，身体强健的人尚且承受不住，更何况体弱多病的我呢！况且清贫是读书人的常事，低贱是道的本质，我处在清贫的地位却得到了道的本质，终生无忧，这和富贵而耗伤精神相比，哪一种更好呢？"于是他拒绝出仕做官。

40岁时，他患了风痹病，十分痛苦，在学习上却仍不敢怠慢。有人不解他为何对学习如此沉迷，酷爱经典古籍，废寝忘食。有人规劝他过于深爱读书著述将会损伤精神。皇甫谧引用《论语》里的话说："早晨听到真理，就是晚间死去也满足了，更何况寿命的长短定数是由上天决定呢！"

他抱病期间，自读了大量的医书，尤其对针灸学十分有兴趣。随着研究的深入，他发现以前的针灸书籍深奥难懂又错误百出，十分不便于学习和阅读。于是他结合自身的学习体会，认真进行了整理，在当时流行的相关医学著作《灵枢》《素问》和《明堂孔穴针灸治要》等的基础上，编著了我国第一部针灸学的著作——《针灸甲乙经》，并流传至今。

该书除了论述有关脏腑、经络等理论，还详细记载了全身 349 个穴位，明确了各穴位的定位、主治病证、针灸操作方法和禁忌等，并一一纠正了以前的错误。

可以说，《针灸甲乙经》是针灸学发展中的一部重要奠基著作，唐朝太医署在学习针灸学时就是以该书为教材的。后来，此书流传到了日本、朝鲜等国家，在国际上也享有很高的声望。

最早的针灸学科建于何时

我国早在西晋时期就设有医政管理兼医疗的机构——"医署"。两晋南北朝时期的太医署是全国最高的医政管理及医疗保健机构。太医署在隋唐时教学功能不断加强，已成为世界医学史上最早的医学校。隋唐时太医署属太常寺，在校师生达 300 多人，由医学、药学、行政三部分人员组成。医学教育分为：医术、针灸、按摩、咒禁四科。各科的课程安排、考试制度、升、降、留、退等都有一定规范。教师职称有博士、助教、师、工等不同。《唐书·职官志》有关于太医署的内容介绍，书中记载了针灸专业的设置为"针博士一人，针助教一人，针师十人，针工二十人．针生二十人，针博士掌教针生以经脉孔穴，使识浮沉涩滑之候，又以九针为补泻之法"。

最早的针灸国家标准

唐代是国家针灸教育体系形成的开端，唐代以后，五代、辽、宋、金、元时期政府都很重视针灸教育，尤其是宋代针灸家王惟一在经穴考订和针灸教学方面做了开拓性的工作。他受皇帝之命考定腧穴，并由政府雕印刻碑颁布通行；同时制作铜人模型，可视为首个针灸国家标准。

王惟一大约生活在公元987—1067年间。宋仁宗时（公元1023—1063年）曾任翰林医官、朝散大夫、殿中省尚药奉御等职。王惟一熟悉方药针灸，天圣初年（公元1023年）奉敕编撰《铜人腧穴针灸图经》，该书于1026年完成，后又于1027年设计并主持铸造铜人针灸孔穴模型两具，与书配合，互相参照。随后，《铜人腧穴针灸图经》又被政府刻于石碑而颁行全国，这是首次国家级的经穴标准化整理（国标），为针灸图经的传播和针灸学的发展做出了很大贡献。

价值连城的宋代"针灸铜人"

中国有句成语叫"完璧归赵"，说的是秦昭王派人来赵国，骗说愿拿十五个城换取赵国的一块叫和氏璧的宝玉。蔺相如带着宝玉献给秦国时，见秦王不愿给城，就设计取得原璧送回赵国。后世遂将把珍贵的东西完整无缺地归还原主称为"完璧归赵"；又把一块和氏璧可以换十五座城池的典故称作"价值连城"，用来比喻物品的无比珍贵和美好。

在中医发展的历史长河中，也有类似和氏璧那样价值连城的珍宝，那就是宋代针灸学家王惟一所铸造的针灸铜人。

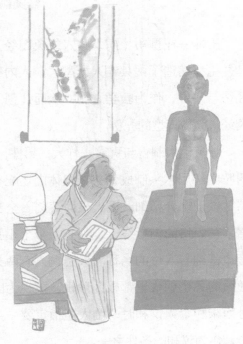

铸造铜人

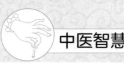
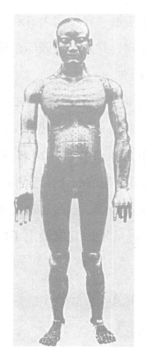
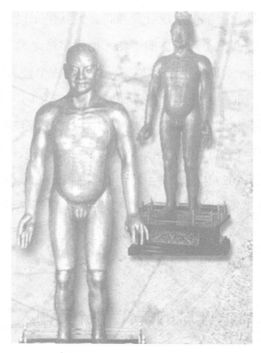

针灸铜人

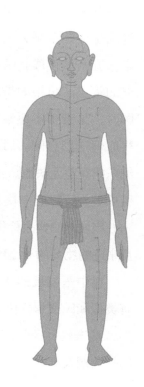

王惟一在撰写《铜人腧穴经灸图经》的同时，设计并主持铸造了两具铜人模型。铜人内有脏腑，外刻经络与穴位，作为教学之用，从而开创了用铜制造针灸经穴立体模型的先例。

针灸铜人制得与真人一样大，男性，中心是空的，四肢内部用木头制成骨头，躯体内还配有心、肺等脏器，做工十分精细。铜人表面铸刻着全身的十四条经络，在经络的循行线上，刻有一个个小孔穴，穴位的旁边都刻着穴位的名称。天圣铜人有两具，在当时和随后的各个朝代里都极为珍贵，被视为国宝。据传当时南宋和金人议和时，金人还指定要一具这种针灸铜人，作为议和的条件之一。

宋代天圣铜人在将近 1000 年的岁月中，由于战乱而辗转流落。时至今日，两具铜人的下落都不是十分清楚了。宋铜人铸成后历代均有仿制，称为仿宋铜人。明代太医院正统年间（1436—1449 年）所铸的正统铜人，现在就陈列在北京历史博物馆里。

历代针灸名著有哪些

《内经》《难经》《针灸甲乙经》是针灸的奠基性著作。此外，在针灸学史上占有一席之地的主要针灸著作还有：宋代王执中的《针灸资生经》、闻人耆年的《备急灸法》；南宋窦材的《扁鹊心书》；金代何若愚的《流注指微赋》、窦默的《针经指南》；元代王国瑞的《扁鹊神应针灸玉龙经》、滑伯仁的《十四经发挥》；明代徐凤的《针灸大全》、汪机的《针灸问对》、高武的《针灸聚英》、杨继洲的《针灸大成》、李时珍的《奇经八脉考》等，还有清代吴谦的《医宗金鉴·刺灸心法要诀》、廖润鸿的《针灸集成》、李学川的《针灸逢源》等，这些皆是流传至今的针灸学名著。

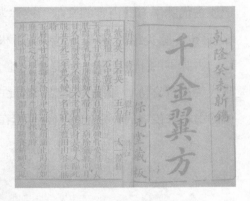

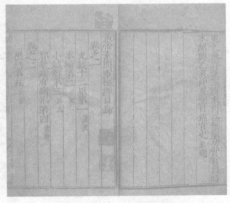

《内经》中关于针灸的记录

值得一提的是，唐代孙思邈虽未有针灸专著，但其《千金方》中也有丰富的针灸学内容，尤其是据文献记载最早的彩色经络腧穴图《明堂三人图》（已佚）就出自孙思邈之手。同时，孙氏还提出了"阿是穴""指寸法"理论，这些在针灸学史上都占有重要的一席之地。

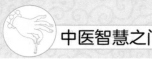

最早记录经络理论的文献在马王堆里

长沙马王堆三号汉墓出土的医学帛书《足臂十一脉灸经》《阴阳十一脉灸经》是现存最早的针灸学文献，比《黄帝内经》还要早。

马王堆三号汉墓中出土了大批简帛文献，内容涉及古代的六艺、诸子、兵书、数术、方技等类，是研究古代学术的重要资料。在方技类著作中，有记述古代脉学方面内容的文献，被称为"古脉书"，即《阴阳十一脉灸经》与《足臂十一脉灸经》，在学术界引起了极大的轰动。

古脉书的下葬年代大约是公元前 168 年。从而推断的古脉书的最早抄写时代为秦汉之际，最晚为汉初，这批古脉书在这一时期一直是作为有实用价值的书籍来传播的，它们的内容至迟在战国晚期就应当形成了。

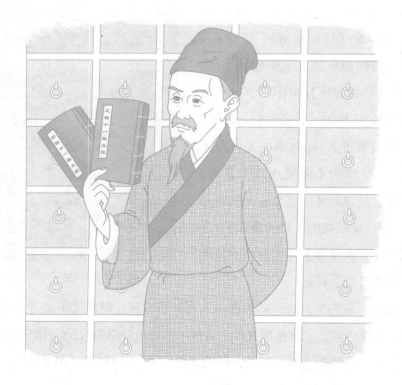

比较帛书（《阴阳十一脉灸经》《足臂十一脉灸经》）与《内经》中关于经脉描述内容可见，前者带有明显的早期经脉学说的特征，是研究经脉学说发生及演变的重要资料。

经络是什么

我们常用"山山水水"来形容我们居住的地球家园。地球表面江河湖海密布，人体内同样有经络纵横交叉，布于全身，它们是生命的河流。人体以五脏六腑为中心，以精气血津液为物质基础，通过经络的联络作用，将脏腑之间以及脏腑之外的皮脉经骨肉组织联系起来，构成了一个有机整体。

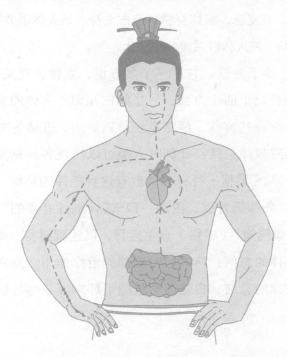

中医的基本观点是：人与自然相应。很多腧穴的命名就是借用了自然界的天体（日、月、星辰）、地貌（山、陵、丘、墟、溪、谷、沟、泽、池、泉、海、渎等）的名称，再结合腧穴所在部位的形态特征或气血流注的情况而命名，例如上星穴、日月穴、太乙穴、太白穴、昆仑穴、承

山穴、大陵穴、丘墟穴、合谷穴、阳溪穴、水沟穴、尺泽穴、天池穴、极泉穴、小海穴、四渎穴等。

地球水系是关乎自然生态平衡的重要因素，旱涝洪灾等都是地球失去平衡的反应。挖渠、修闸、疏通等是人类治理水系的手段。同样，当人体生命的河流——经络发生异常，也会出现相应的症状表现，而针刺穴位、疏通经络就是治病保健的重要方法。

古人建立了经络理论，但关于经络的实质是什么，至今仍在用现代科技手段进行探索研究。我们知道，经络是人体内运行气血的通道，包括经脉和络脉。"经"有路径的含义，为直行的主干；"络"有网络的含义，为侧行的分支。《灵枢·脉度》篇说："经脉为里，支而横者为络，络之别者为孙。"就是讲经络有主干，有支脉，纵横交错，遍布全身，是人体重要的组成部分。经络就像一个网络，将人体联系成一个整体。

"经络"不等于血管，它是一个多方位、立体、交叉、综合的概念，其立论的基础有以下四个方面：一是解剖知识：大体的宏观解剖知识能够对经络理论作一些解释。经络系统是以脏腑、五体为基础的。二是针灸、按摩的感应规律总结：针刺时人类可以出现各种感觉传导现象，这种现象因人而异，《灵枢·行针》篇就有这种规律的总结。三是气功导引规律的总结："外练筋骨皮，内练一口气"，训练有素的气功师能够导引经气沿着"内景隧道"（经络）自主运行，以达到健身、治病的目的。四是临床经验规律的总结：从穴位对局部的治疗作用，到穴位对远隔部位的治疗作用规律的总结，自然而然就能了解掌握经络与脏腑器官组织的联系规律。

经络主干有多少

经络纵横交错，遍布全身，是人体重要的组成部分，就像一个网络，将人体联系成一个整体。那么经络的主干有多少呢？天有十二月，地有十二经水，人有十二经脉。

十二经又称十二正经，包括手太阴肺经、手阳明大肠经、足阳明胃经、足太阴脾经、手少阴心经、手太阳小肠经、足太阳膀胱经、足少阴肾经、手厥阴心包经、手少阳三焦经、足少阳胆经和足厥阴肝经。其阴经走于内侧，阳经走于外侧，一阴一阳，互为表里。十二经的具体表里关系是：肺与大肠相表里；心与小肠相表里；脾与胃相表里；肾与膀胱相里；肝与胆相表里；心包与三焦经相表里。而这种联系是有经络循行基础的，即经脉循行路线通过一表一里相交接。十二经脉的表里关系不仅由于相互表里的两经的衔接而加强了联系，而且由于脏经和腑经相互络属使表里的一脏一腑在生理功能上互相配合，在病理上也相互影响。

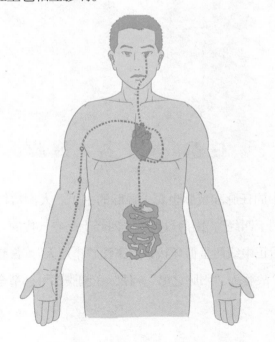

任脉和督脉是主干吗

地面除了有大的江河水系以外，还有大的湖泊水系，人体也一样，除了有十二经脉主干系统外还有奇经八脉系统。奇经八脉指督脉、任脉、冲脉、

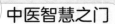
带脉、阴维脉、阳维脉、阴跷脉和阳跷脉。各水系间是互通的。奇经八脉纵横交错地循行分布于十二经脉之间，具有沟通和加强十二经脉之间联系的功能。

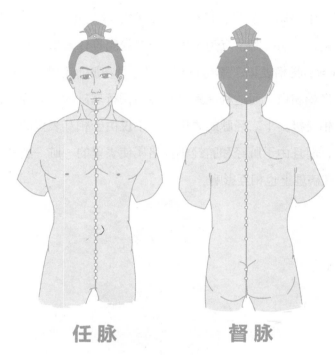

任脉　　　　　督脉

奇经八脉中的任脉和督脉也属于经脉的主干。人们常将任脉和督脉与手足十二经合称"十四经"，因为只有这十四经上是有穴位的。任、督二脉分别行于人体的前后正中线而呈循环状，道家称"小周天"。督脉在后背部可调节全身阳经脉气，故称为"阳脉之海"；任脉在胸腹部可调节全身阴经脉气，故称"阴脉之海"。

怎么理解"打通任督治百病"

打通任督，又称小周天功。小周天本义指地球自转一周，即昼夜循环一周，后经道家引申，被内丹术功法借喻内气在体内沿任、督二脉循环一周，即内气从下丹田出发，经会阴，过肛门，沿脊椎督脉通尾闾、夹脊和玉枕三关，到头顶泥丸，再由两耳颊分道而下，会至舌尖（或至迎香，走鹊桥）与任脉接，沿胸腹正中下还丹田。因其范围相对较小，故称"小周天"，又称"子午周天""取坎填离""水火既济""玉液还丹"等。打通任督功法只是众多健身气功之一，也是最基础的功法。古人在长期的实践中观察到人体营卫之气的运行，如环无端，周而复始，有如周天之运行，从而创立了"周天功法"。

为什么四肢穴位可以治疗脏腑病变

经络体系阴阳相贯，如环无端，遍布全身，既有向心性，又有循环性。通过四肢穴位可以治脏腑病变，与"标本"和"根结"理论有关。《内经》根结、标本理论都是阐释远端四肢与头胸腹中轴部关系的。人都是头顶于天，足立于地，活动于天地之间的。所以头为阳为上，足为阴为下，好比一棵树有树根和树梢之分，树根控制树梢。

按照取类比象的思维方式，古人以四肢部为"根"为"本"，头胸腹为"结"为"标"。根据脉气的向心性特点，强调了人体四肢与头身的密切联系，进一步说明了四肢肘膝以下的腧穴治疗远隔部位的脏腑及头面五官疾病的原理，是临床上"上下配穴"的重要依据。为何我们常通过活动手脚来健身也是这个道理。

具体说，"根"指根本、开始，即四肢末端的井穴；"结"指结聚、归结，即头、胸、腹部。"标"原为树梢之意，引申为上部，与人体头面胸背的位置相应；"本"是树根，引申为下部，与人体四肢下端相应。四肢远端穴位与头胸腹的对应关系与经络的循行布局保持一致，所以无论是根结还是标本都遵循这样的规律：太阳远端穴与命门（眼部）周围发生对应联系；少阳远端穴与窗笼（耳部）周围发生对应联系；阳明远端穴与颃颡（口鼻）周围发生对应联系；三阴远端穴与胸背咽舌发生对应联系。这些都是临床取穴配穴的理论依据。

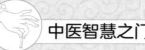

腧穴就是体表的点吗

关于"腧穴"概念，《内经》有不同的比喻，诸如"节""空（孔）""气府""气穴""溪""谷""脉气所发""骨空""荥输""合"等。还有在古文献里"腧穴""输穴""俞穴"，三者均指腧穴，往往互相通用，本义都是输送、传送之意，这说明经穴的性质都是传输的通道。

按照《内经》经文的描述，十四经主线上有许多关键的节点（经气交汇处，好比交通站），这些节点映射于体表的定位点就是腧穴。所以我们看医生给患者扎针都是在体表部位，这容易给我们造成腧穴就是体表的点这样的错觉，其实医生扎针是需要进入皮下的经络通道的。

人体腧穴有多少

人体经穴有多少？《内经》认为，地有九州，人有九藏；天有十二月，人有十二经；天有三百六十五日，人有三百六十穴，也就是说自然界和人体相呼应。天地日月阴阳运行，寒暑交替，一年四季，三百六十五日。随着自然界的变更，人体内的经气也有规律地运行于十二经脉中，并有规律地开启三百六十五穴位（节点）以应三百六十五日。所以说天圆地方，人头圆足方以应之；天有日月，人有两目；地有九州，人有九窍；天有冬夏，人有寒热；岁有三百六十五日，人有三百六十节；地有高山，人有肩膝；地有深谷，人有腋腘；地有十二经水，人有十二经脉等等，这些都是天人相应现象的反映。

晋代《甲乙经》用分经分部的方法详载了349个穴位，宋代王惟一《铜人腧穴针灸图经》所载增至354穴，明代杨继洲《针灸大成》记录达359穴，至清李学川《针灸逢原》所述穴位总数达361穴，由此可见，历代重要针灸著作中所载的腧位数变化幅度并不大，固定在360个左右，这并不是一个巧合。实际上，人体体表的穴位数目累加之和要远远超过365，但我们需要重点

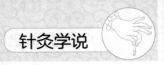

掌握的是那"与天相合"的 365 穴位群组规律。

腧穴是怎么命名的

中医认识事物的基本方法之一就是"取类比象"，这在腧穴的命名中也有充分的体现。孙思邈说："凡诸孔穴，名不徒设，皆有深意。"

腧穴的命名规律主要有取自然之象、取人事物象和取人体之象。

一是取自然之象（天象地理）：即以日月山川的自然界名称或以天文学上日月星辰而命名，如日月、上星、太乙等；或以地理名称结合腧穴的形象而命名：以山、陵、丘、墟来比喻的穴位如大陵、商丘、丘墟等；以溪、谷、沟、渎来比喻的穴位如后溪、阳谷、水沟、四渎等；以海、泽、池、泉、渠、渊来比喻的穴位如少海、尺泽、曲池、涌泉、经渠、太渊等；以交通要冲来比喻的穴位如气冲、水道、关冲、风市等。总体来说，以"水"来命名的穴位占大多数。

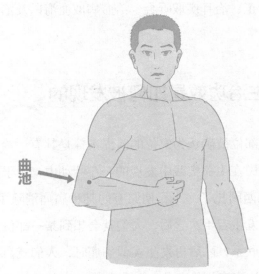

曲池

二是取人事物象：或以动物名称来形容的穴位如鱼际、鸠尾、伏兔等；或以植物名称来形容的穴位如攒（cuán）竹等；或以建筑物来形容的穴位如天井、库房、天窗、步廊等；或以物品来形容或会意的穴位如天鼎、悬钟等；

或以人事活动来形容的穴位如人迎、百会、归来等。

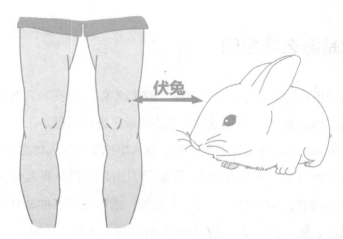

三是取人体之象：多以人体解剖部位来命名如乳中、大椎、巨骨等；以人体生理功能来命名如听会、承泣、气海、血海、魄户等；或以治疗作用来命名如光明、水分、牵正等。

所以，我们常常仅根据有些穴位的穴名就能意会其功效，如治眼取光明、治口角歪斜取牵正、治耳疾取听会、治血病取血海以及治水液代谢失常取水分等。

腧穴的主治功效是如何被发现的

体表的相应部位被确认为穴位的前提条件是其有主治功效。应该说，腧穴是古代劳动人民在生存实践中发现的。在劳动中，由于肢体的某一部位被小树枝之类的东西刺扎了一下，使原有的某种病痛消除了或明显地减轻了，如此之类的情况发生若干次之后，人们就会想到某一部位与某种病痛之间可能存在着某种的联系，以后再发生类似病痛时，人们就会有意识地刺扎那个部位。如果若干次有意识地刺扎的结果都有一定的感应和疗效，便能总结出一个针灸穴位。人们通过类似的过程发现了其他一系列的穴位，再对这些穴位进行归纳，进一步验证，找出规律，形成理论，传于后世。

当然，认识是无止境的，人们对腧穴的认识在不断地发展变化中。我们今天对腧穴主治功效的认识不仅见于历代大量的古代文献记载，也有现代医生自身的临床实践经验积累，甚至还有实验室的研究成果。可以说，关于腧穴还有很多我们未知的、有待探索的内容。如"条口透承山治肩周炎功效"这条信息的被发现过程，就很有启示意义。

[相关链接]

条口穴是足阳明胃经穴，在小腿前。承山穴是足太阳膀胱经穴，在小腿后。"条口透承山"就是将针从前面的条口穴刺入，深达小腿后的承山穴。"条口透承山"针方本是治腰痛经验方。而最初报道治疗肩周炎的是天津市中医学院附属医院王文绵医生，其方法是从小腿部压痛点透刺承山穴，压痛点在足三里下三寸左右，如果找不到压痛点，即取条口透承山穴。后来，临床和实验研究证明，针刺条口穴治疗肩周炎有效。随着此透刺穴法在针刺治疗肩周炎的应用越来越广，有人干脆将条口穴称作"肩凝穴"，或受此影响，后来又在此穴附近发现了"肩痛穴"，并进行了数以千例大样本的临床观察，在此基础上还形成了肩痛穴治疗肩周炎的技术规范。

腧穴有哪些归类

根据腧穴的不同特性及特点，可以将腧穴进行不同的归类。腧穴的穴位群组内容是很丰富的。《内经》中关于腧穴的介绍基本是以不同的穴位群组形式出现，如十五络穴、五输穴、十二原穴、下合穴、根结穴、标本穴、四海穴、背腧灸穴、背腧热穴、天牖五穴、七次脉穴、热病五十九穴、水俞五十七穴等。

目前，我们总体上将腧穴归为三大类：十四经穴、奇穴和阿是穴。

1. 十四经穴

简称"经穴"，即分布在十二经脉和任督二脉上的腧穴。它们具有主治本经病的作用，是腧穴中的主要部分。

2. 奇穴

指既有一定的穴名，又有明确的位置，但尚未列入十四经系统的腧穴，又称"经外奇穴"。奇穴的分布比较分散，对某些病症有一定的特异性治疗作用，如太阳穴治头痛，阑尾穴治阑尾炎等。随着经络学说的不断完善发展，奇穴大多逐渐归入正经。

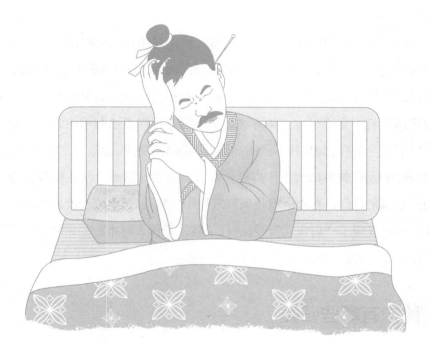

3. 阿是穴

又叫"压痛点"，古代叫作"以痛为腧"。它既无具体名称，又无固定位置，而是以压痛点或其他反应点作为腧穴的，阿是穴实际上是尚未命名的腧穴，是经穴产生的基础。

从阿是穴，到奇穴，到经穴，反映了经穴发展的过程。腧穴是人们在长期的医疗实践中被发现的治病部位，所以其数目是由少到多不断增加的。随着历史的发展和认识的深入，腧穴逐渐被确定部位、明确主治、赋予名称、系统归类归经。人们在阿是穴的基础上，逐步发展了奇穴、经穴理论。

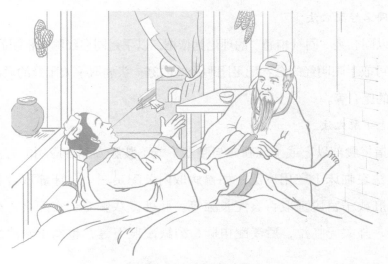

孙思邈命名"阿是穴"

配穴原则有哪些

配穴是在选穴的基础上，选取两个或两个以上、主治相同或相近、具有协同作用的腧穴加以配伍应用的方法，目的是加强腧穴的治病作用。配穴是否得当直接影响治疗效果。常用的配穴方法主要包括本经配穴、表里经配穴、上下配穴、前后配穴和左右配穴等。配穴时应处理好主穴与配穴的关系，尽量少而精，突出主要腧穴的作用。

1. 本经配穴法

某一脏腑、经脉发生病变而未涉及其他脏腑时，即选取该病变经脉上的腧穴，配成处方进行治疗。如肺病咳嗽，可取肺募中府，同时远取本经之尺泽、太渊。

2. 表里经配穴法

即取互为表里的经脉穴位进行配合。当某一脏腑经脉有病时，取其表里经腧穴组成处方施治。如肝病可选足厥阴经的太冲配与其相表里的足少阳胆经的阳陵泉。

3. 同名经配穴法

是以同名经"同气相通"的理论为依据，以手足同名经腧穴相配的方法。如牙痛可取手阳明经的合谷配足阳明经的内庭；头痛取手太阳经的后溪配足太阳经的昆仑等。

4. 上下配穴法

是指将腰部以上或上肢腧穴与腰以下或下肢腧穴配合应用的方法。上下配穴法在临床上应用广泛，如胃病取内关配足三里，牙痛取合谷配内庭，脱肛或子宫脱垂取百会配长强等。此外，八脉交会穴配合，如内关配公孙，外关配临泣，后溪配申脉，列缺配照海等，也属于本法的具体应用。

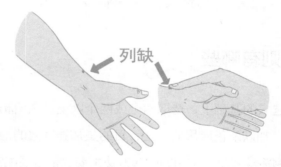

列缺

5. 前后配穴法

前指胸腹，后指背腰。选取前后部位腧穴配合应用的方法称为前后配穴法，亦名"腹背阴阳配穴法"。凡治脏腑疾患均可采用此法。例如胃痛前取中脘、梁门，后取胃俞、胃仓；哮喘前取天突、膻中，后取肺俞、定喘等。

6. 左右配穴法

是指选取肢体左右两侧腧穴配合应用的方法。临床应用时，一般左右穴同时取用，如心病取双侧心俞、内关，胃痛取双侧胃俞、足三里等；另外，左右不同名腧穴也可同时并用，如左侧面瘫，取左侧颊车、地仓，配合右侧合谷等；左侧偏头痛，取左侧头维、曲鬓，配合右侧阳陵泉、侠溪等。

如何确定经穴的位置

经脉看不见，我们如何来确定经穴的位置？中医采取"同身寸"方法。

什么是"同身寸"方法？就是指"与患者同身的尺寸法"，直白地说就是等分单位法，如肘横纹到腕横纹为 12 寸，实际就是将这段距离划分为 12 等分单位，每一单位为一寸；对于同一个人，全身各等分单位一致，对于不同的人，同一条内容的骨度分寸等分单位则不一致。由于该法是自身折量，所以适用于任何年龄、任何体型的人，临床上不论男女老幼、高矮胖瘦，只要部位相同，骨度分寸都是一样的。再如胸部，其横寸距离可以两乳头为参照标准，不管胖瘦，两乳皆按照 8 寸折算。

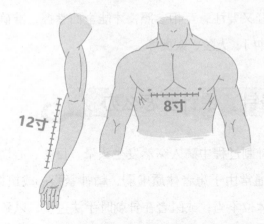

同身寸的根本意义是全身的协调比例问题。同身寸也是十二经皮部的划分的依据。所以说，定一个穴位需要综合考虑骨度、体表标志等多方面的因素。

取穴定位有哪些注意事项

首先，明确穴位标志，注意腧穴的位置特点。腧穴都在体表，但大多位于肌肉、骨节所构成的凹陷部或一些醒目标志部位。因此，肌肉、骨节就可

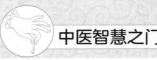

以成为腧穴定位的主要标志。此外，还有要注意感觉，可以用手指按压来寻找有无敏感点，作为定位取穴的参考。阿是穴当然是"以痛为输"，而经穴及奇穴都有确定的位置，一般不必依据敏感点来定取，不过如果出现敏感反应的部位恰好位于经穴或奇穴上，针灸效果一般更好。

其次，选择正确体位。许多腧穴的定位需要采取相应的体位。如足少阳胆经的环跳穴，应采取侧卧、屈大腿、伸小腿的体位；听宫穴要张口取等。必须注意在取穴时，患者的体位不可随意变动，否则会影响取穴的准确性。如取背腰部穴位时，患者采取俯卧位姿势，取穴后不能移动，若其坐起，那么原来所定取的位置也会随之移动。

最后，经穴前后互参。取一穴位，相对来说周围的穴位（尤其是有醒目标志的穴位）就可作为参照标志。如肩胛部分布有 4 条经脉十二个腧穴，取穴时既要明确分经又要注意互相参照，才能全面掌握，准确取穴。如腕横纹上、肢体内侧的神门、大陵、太渊等。

什么是晕针，晕针了怎么办

晕针是指在针刺过程中病人突然发生头晕、目眩、心慌、恶心，甚至晕厥的现象。晕针通常由于患者体质虚弱、精神紧张；或饥饿、大汗、大泻、大出血之后；或体位不当；或医者在针刺时手法过重，以致针刺时或留针时发生晕针现象。

出现晕针后应立即停止针刺，将针全部起出。扶患者平卧，头部放低，松解衣带，注意保暖。轻者仰卧片刻，给予温茶或糖水，即可恢复。重者可刺人中、内关、足三里，灸百会、关元、气海。若病情危急则应配合其他抢救措施。

为避免晕针，对初次接受针刺的患者要做好解释工作，消除恐惧心理，采用舒适体位、选穴宜少、手法宜轻。对身体不适者，休息后再针，发现问题，要及时处理。

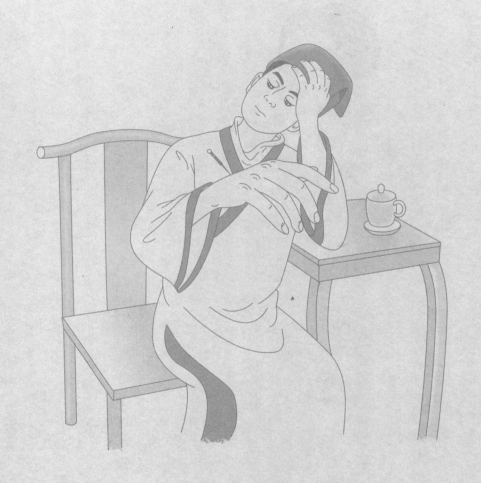

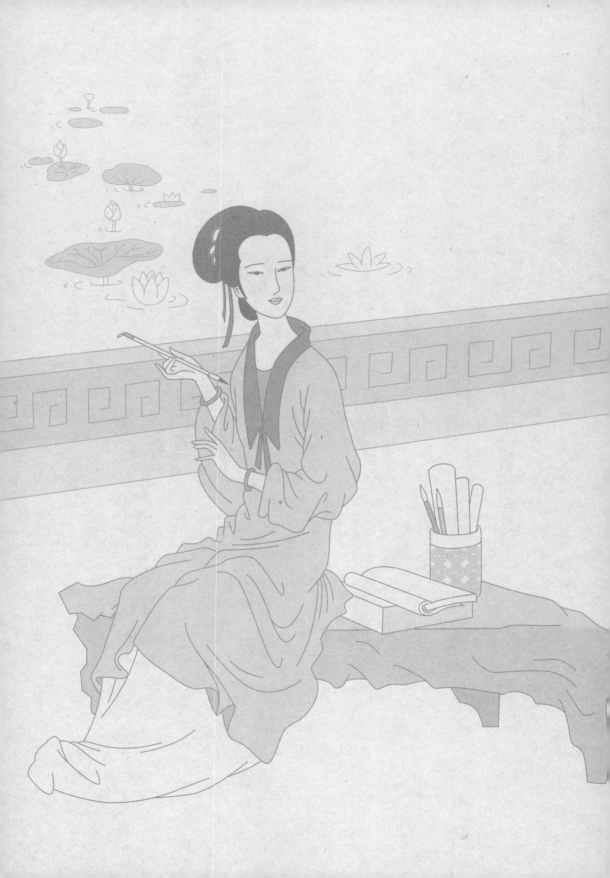

治则方药

　　中医采用以草为本的天然中药，以四气五味为药性依据，以理法为思维方法，以君臣佐使、七情和合为原则，配伍组方用药。中药方剂成分复杂，可以通过多环节、多层次、多靶点发挥整合作用，与人体多样性和病变复杂性相适应，具有疗效好、不良反应相对较少的特点。中药剂型多种多样，除汤剂外，丸、散、膏、丹各有其用、各显其能。天然的用药取向、多路径的治疗方法、多样化的干预手段，体现了中医治疗手段的生态特色和优势，成为中医出奇制胜的法宝。

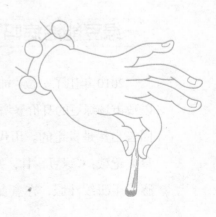

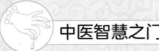

怎么理解"万物皆药"的含义

"万物皆药"的含义与其说是治病之道，不如说是生存之道、环保之道。自然界万物各守其位，和谐相处，在变化发展中求平衡。人生活在自然界，始终处在一种平衡与抗衡的交争过程中，利用他物之性味（药物）是为了让自己能更好地走向平衡态，不仅要维护自身内环境的平衡，更要与自然界之间保持平衡。

站在中医"天人合一"大视野下，取彼物（药）来养生治病，是以不破坏生存环境为前提条件的，人既要调理人体自身的平衡，也要保护自然环境的平衡。让自然大宇宙、人体小宇宙都保持和谐统一，是中医"天人合一"理念的体现。如今我们的生存环境被日渐毁坏，本草资源日渐枯竭，已极大地违背了中医的"和为贵"根本宗旨。自然失去了平衡协调，人的平衡健康也就无从谈起了。

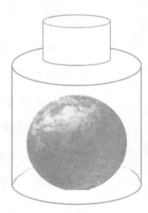

所以从某种意义上说，世界上不缺药物，真正缺乏的是用药的思维和方法，少用药、巧用药、无损害地用药以及环保绿色地用药，应当是需要医生始终注意的内容。

绿豆能治病吗

2010 年出了一位"神医"张悟本，把普通绿豆包装成包治百病的"魔豆"，以致市场绿豆的身价暴增，甚至脱销。那么，若问绿豆到底能不能"治病"？回答当然是肯定的。历代本草著作对绿豆的药用功效多有阐发。如《开宝本草》记载："绿豆，甘，寒，无毒。入心、胃经。主丹毒烦热，风疹，热气奔豚，生研绞汁服，亦煮食，消肿下气，压热解毒。"《本草纲目》云："绿豆，消肿治痘之功虽同于赤豆，而压热解毒之力过之。且益气、厚肠胃、通经脉，无久服枯人之忌。外科治痈疽，有内托护心散，极言其效。"并可"解金石、砒霜、草木一切诸毒"。

可见，绿豆性味甘寒，有清热解毒的功效是被历代医家所肯定的。然而其功效是有针对性的。取绿豆之气要兼顾体质而用，绿豆虽好，但《本草经疏》就指出"脾胃虚寒滑泄者忌之"。

因此，绿豆有治病保健的功效，但不是包治百病的"神药"。

如何理解"药食同源"

实际上，一切能入口之品包括食品和药品，皆有气味和功效。食品取物之气味功效以营养，药品取物之气味功效以治病保健。中医认为，"天食人以五气，地食人以五味"，世上可吃的东西有千千万万，不外就是四气五味。但四气五味的摄入应以遵循阴阳五行平衡原理为基本前提。古人没有什么蛋白质、维生素之类的营养成分理念（也没有这方面的认识），古人的健康饮食理念就是四气五味摄入要阴阳平衡，这是简洁而智慧的理念，也是药食同源的根本所在。

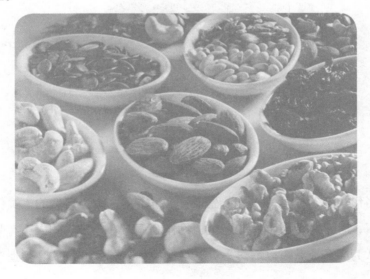

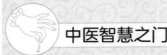
　　饮食养在四气五味，药物治在四气五味，万物平衡于四气五味，说明了中医养生与环保的一体性关系。饮食上利用气味功效以保证营养平衡；养生上利用气味功效以调理体质改善亚健康状态；治病上利用气味功效以纠偏补差。

　　理论上，吃的东西有食品、药品、药食两用之品的分类。从目的而言，以注重口感为目的的食物是食品，以注重功效为目的的食物是药品，即注重口感又兼顾功效食物是药膳。如果我们吃绿豆仅是为了充饥，绿豆就是食品；如果盛夏酷暑，人们喝些绿豆粥，甘凉可口，防暑消热，或用绿豆和鲜荷叶煮汤服用，好喝又有防治小孩因天热起痱子，这就是药膳。如果绿豆配伍黄连、葛根、甘草同煎，作为附子、巴豆、砒霜等辛热毒烈之剂中毒及食物中毒等的解毒良药，这就是药品。

食疗本草的现代意义

　　原始古人本就凭借草木果腹为生，自神农尝百草、伊尹制汤液而始有医药，这就是所谓"医食同源""药食同用"的起源。古代逢荒年乱世，灾民饮食无着，难以生计，各类野生植物就成了救生活命之本。

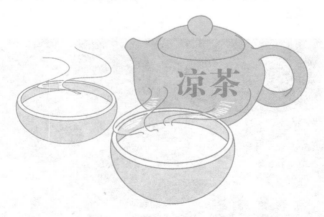

凉茶

　　在当代社会，尽管"六谷"盈余、菜蔬丰富，源于自然的人类仍有必要返璞归真，时不时地采食一些野生植物作为调节。今日广州人还有喝凉茶的习俗，认为中药凉茶可以清热去火，现已被列入国家非物质文化遗产。在工业化快速发展的时代，环境（包括土壤在内）污染严重，导致种植养殖物上的重金属超标、农药与有害物质残留等问题；食品加工中为防腐保鲜、矫味合成、漂白增白而加入各种食品添加剂；更有甚者为商业利益所驱而掺入不宜食用甚至有毒有害的成分等现象屡见不鲜，诸多的有害因素早已渗透入人们的日常饮食生活之中，人类免不了遭遇到各种化学性有害物质的戕害，无公害种植、环保种植的推广意义深远。这不但为我们能选择"茹本草野果"的生活方式、找到回归自然的感觉提供条件，而且对于预防疾病、保健养生、延年益寿都具有十分重要的现实意义。

寒者热之，热者寒之

药物有寒、热、温、凉四种药性。实际上药物的四性就是寒热两分。当然，在实际中有些药物的寒热并不明显，这一部分药物自古以来就把它们标为平性。

寒性药用以泻人体火热之邪。烈日炎炎，火邪可从外而侵袭；烦怒焦躁，火邪可内生于五脏；膏粱厚味，火邪可积于六腑，这些情况下可选用寒性药物如大黄、黄连等。大黄素有"将军"之名，凡热邪隆盛于体内而腹中有大便不通者，必选大黄。黄连大苦大寒，最善清心火和清胃肠热。夏季炎热，人容易烦躁，是热扰心神之象，饮水时稍加一点黄连，心火得以清泻，即可神清气爽。感受暑邪或饮食不洁，导致腹泻痢疾，泻下黄黏臭秽，或见脓血，肛门灼热疼痛，可选用黄连之寒以清此暑热。

同样，人有大寒则需用热药。附子为热药之最，是治疗大寒稽留、阳气虚损的必选之药。附子可治疗关节冷痛、腹部冷痛等一切寒证，但是需要注意，附子具有很强的毒性，所以处方用附子常常会在右上角标注一个"先"字，表示此药需要先煎煮半小时左右，以减少其毒性。生姜晒干后即为干姜，干姜性热，用于温补脾胃，驱散寒邪，是温补中焦阳气的主将。干姜与附子相配，可以进一步加强附子的热性，用来挽救阳气将脱的

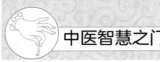

患者。肉桂就是我们日常炖肉时常会用到的桂皮，不过入药用的肉桂成色更好些。与干姜相比，肉桂最擅长温补的部位在肾。有一种病很有意思，上面口舌生疮、咽干鼻干，下面却腰冷疼痛、小便清长。上面一团火，下面一盆冰，中医称为"上热下寒"。上面的火原本该在下面，但是由于下面寒邪盘踞，把阳气赶了出来，阳气无家可归浮游于上，才出现了上面的火象。肉桂的作用，就在于入下焦温散寒邪，让阳气来复。中医形象地将肉桂的这一功效称为"引火归源"。

冬令为何要进补

进补，即服用各种补品补药。冬令进补，即冬季进行的滋补。中医认为，人类生活在自然界里，人体的生理功能也会随着季节不同而有所变化即所谓的"天人相应"。自然界的动植物，特别是谷物类植物，有"春生、夏长、秋收、冬藏"的不同。人类到了冬季也同样处于"封藏"时期，此时服用补品补药，可以使营养物质易于吸收蕴蓄，从而发挥更好的作用。因此，民间有"今年冬令进补，明年三春打虎"之说。

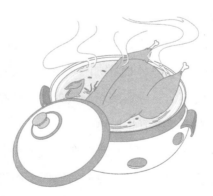

但是，这并不是说其他季节一概不能进补，相反，有的时候及时进补更为重要，当然其中也包括夏季。如施行外科手术以及妇女生育以后，出现气血亏损、形体羸瘦、面色萎黄、疲乏无力、头目眩晕、畏寒肢冷等症，都应及时进补，促使迅速消除各种虚弱症状以恢复健康。这时若拘泥于"冬令进补"，一定要再过几个月再来服用补品补药，那么不仅不能使虚弱的体质很快得到恢复，而且还可能在缺乏抗病能力的情况下出现其他疾病，变得更加虚弱。

"冬病夏治"有什么道理

"冬养三九补品旺，夏治三伏行针忙。"讲的就是对于身体虚弱者来说，三伏天进行针灸、拔罐能起到与冬天吃补品一样的效果。

根据"春夏养阳"的原则，由于夏季阳气旺盛，人体阳气也达到四季高峰，尤其是一年中最热的三伏天，肌肤腠理开泄，选取穴位敷贴药物最容易由皮肤渗入穴位经络，能通过经络气血直达病处，所以在夏季治疗冬病，往往可以达到最好的效果。

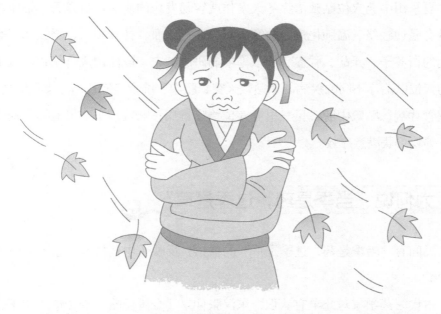

所谓"冬病"就是在冬天易发的病，此种病的易发人群多为虚寒性体质，也就是俗话说的"没有火力"。通常的症状有手脚冰凉，畏寒喜暖，怕风怕冷，神倦易困等，中医叫"阳气不足"，也就是自身热量（能量）不够，

产热不足，寒从内生。此类人的正气不易被调动，所以最好借助夏天阳旺之季以鼓阳气，这正是中医的因势利导之法。

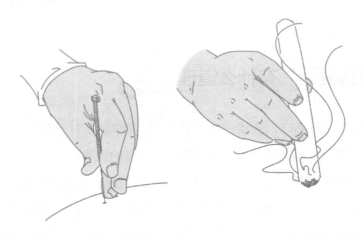

冬病夏治的方法很多，如针刺、艾灸、理疗、按摩、穴位贴敷以及内服温养阳气的中药和食物等。经历代中医学家的反复实践、反复研究，证明在炎热夏季用中药穴位贴敷治疗冬天发作或容易发作的疾病疗效显著。临床选用具有温通经络、温肺化痰、散寒去湿、通行气血、补养阳气、增强体质等作用的白芥子、元胡、甘遂、细辛等中药研成细末，取汁调成膏状，选取不同的穴位以治疗不同的疾病。如贴敷天突、膻中、肺俞等穴位治疗支气管炎、支气管哮喘；贴敷中脘、足三里等穴位治疗胃痛；贴敷颊车、风池等穴治疗面瘫等均可获满意疗效。

为何说"当季是药，过季是草"

民间有"当季是药，过季是草"的俗语，反映了中药按时令季节采收的重要性。

古代医药学家对此早有认识，东汉张仲景《金匮要略》治金疮所用王不留行散中，就有王不留行取自八月、茹花细叶采自七月、桑白皮收自三月的记载。

唐代孙思邈指出："早则药势未成，晚则盛势已歇。"他常年采药，掌握了大量药物采集最佳时节的第一手资料，《千金翼方》就总结了 253 种药物的具体采集时月，留下了一份十分珍贵的资料。

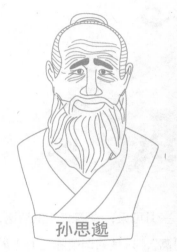

孙思邈

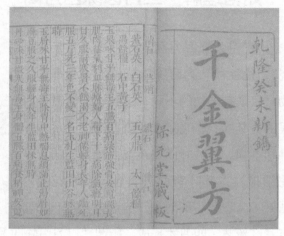

清代药学家陈嘉谟在前人基础上，根据药物生成规律，归纳总结出了"按时月"采收的通常性原则。如根及根茎类通常在深秋至初冬茎叶枯萎后或初春发芽前采收为佳，此时养分多贮藏在根或根茎之中，积累的营养最丰富，药材质量好、收获率也高。所谓"知母、黄芩全年刨，唯独春秋质量高"。花类通常多在花将开未开、含苞待放或初开时采集，以免花开香气散失、花瓣脱落导致品质降低。果实类一般应在成长中而尚未成熟时采摘，这时果实浆汁足，易干不烂。种子类则应在充分成熟时采集。药物采收适时则药效成分含量高、品质佳、疗效好，而且收获率高，这些都早已得到现代成分分析和药理研究的证明。当然这是一般的规律，具体药物又有具体要求，当具体分析。如根茎类中半夏、太子参应在夏季采挖，果实类中黄栀子必须在霜降前后外色红黄时采取等。总之，"采收按时月"原则验之于临床合理，证之于实验科学，时至今日，仍一直指导着中药材的采收实践。

民间有很多按时令季节采收中药的谚语，朗朗上口，流传很广，如"贝母韭叶灯笼花，六月开花九月收""知母黄芩全年刨，唯独春秋质量高""春

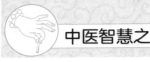

刈瞿麦茵陈蒿，夏采银花夏枯草"等等，往往是中药采收季节客观规律性的直观反映。

如何理解"三月茵陈四月蒿"

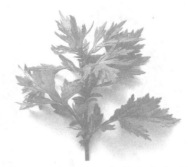

"三月茵陈四月蒿，五月六月当柴烧"，往往被认为茵陈与草蒿是一种药物，只是有老幼的不同，这种认识是错误的。其实，茵陈、青蒿的叶虽近似，种却不同。茵陈叶面青色背白色，不开花结果。青蒿叶背面皆青色，且开花结果。茵陈遇冬不凋谢，至春复上旧干发新叶，三月可采；青蒿寒冬俱凋谢，至春产新苗，四月才长成。所谓"三月茵陈四月蒿"，只是强调茵陈三月采最佳，青蒿四月采最佳而已，即"是指采从先后为云，非以苗分老嫩为说也"。

最早的药典——《新修本草》

药典是指由政府正式颁行的、关于药物的鉴定、品种、性能、药效及用用方法等内容的国家标准规范类著作。世界上最早的药典是我国唐代显庆四年（659年）颁行的《新修本草》。唐以前有关药物的著作也有不少，但都没有由当时的政府正式颁行于全国。

唐代，由于社会上流传的各种本草书籍良莠不齐，正误难辨，使得人们无所适从。若医者运用不当，又常常贻误疾病的治疗，甚至伤害人们的性命。针对这种情况，当时在朝廷里做官的苏敬向政府建议修纂一部标准的药物书，得到了政府的同意，于公元657年开始编修。

为了编好这本书，唐朝政府通知全国相关部门送来当地出产的各种药物。朝廷还召集了二十多名对药物有研究的人员来整理这些药物标本，并根据实物绘成写真图。他们参考了《神农本草经》、《名医别录》、《本草经集注》等历代重要的本草学专著，采取了科学的态度，只要是确有疗效的药物，不管过去的本草书是否收录过，都加以搜集；如果药物并没有什么真正的效力，即便是《神农本草经》、《名医别录》曾经收载的，也会加以摒弃。这样，全书总共收集中药850种，分成54卷，比《神农经集注》的药物要多出115种。书中还附有各种药的写生图。所有这些因素都使这部《新修本草》的内容充实、详明而实用。由于唐代与国外交流频繁，书中还记载了许多从国外传入我国的药物如安息香、底野迦（即鸦片）等，这是过去所未收入过的。此外，书中还有很多药物运用的宝贵记载，例如将用汞与白锡、银箔等做成的可塑性汞合金（汞齐）作为镶牙的填充剂等。

《新修本草》编好以后，由当时的政府明令颁行全国，因而成为世界上第一部由政府正式颁行的药典。

在其他国家，意大利的佛罗伦萨药典于1498年颁布；著名的纽伦堡药典颁行于1535年；俄国于1778年才颁行了药典。

凡药炮制，贵在适中

中药炮制的目的与作用，今日概括起来不外乎增效减毒、改变或缓和药性、矫臭矫味及便于调剂使用等这几个方面。仅从现代微观分子水平来分析，一味中药所含成分就十分复杂，炮制方法不同以及"火候"程度的差异，各成分之间都可能会发生微妙的物理化学变化，从而产生不同的药理药效。古人在长期的制药用药实践中，逐渐发现了其中的一些规律，并有意识地加以研究整理。

古代医药家对中药炮制理论作了高度概括，并不断有所发明、有所创造，建树颇丰。如清代药学家陈家谟首次对中药炮制方法作了概括性归类，提出了火制、水制、水火共制的三类分类方法，并以三类为纲统领各种炮制方法，

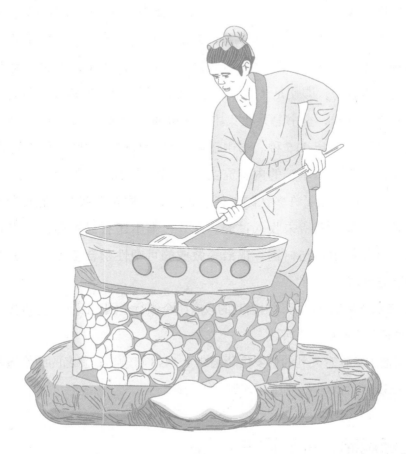

这是中药炮制系统分类的开端。在辅料炮制上，他把药物配伍理论引申为"以药制药"的方法，对经辅料制后中药在性味、功效、作用趋势、归经和毒副作用等方面所发生的变化作了简明扼要的阐述。陈氏是首位对辅料的作用做出全面系统归纳的人。为了让后人掌握炮炙方法，他在《本草蒙筌》中记载了多种药物的详细炮炙过程，如水银的制作虽为《神农本草经》提出，但在《本草蒙筌》中才首次详细地记述了从丹砂中提炼水银的具体程序和全部过程；又如百药煎，也就是化学上的没食子酸，陈氏在卷四"五倍子"条下详细记载了它的制作方法，这也是制备百药煎的首创记载，较瑞典药学家舍勒氏制备没食子酸早了 200 多年。另外，书中还首次收载了木香、血余炭等药物及其炮制方法；在香附与黄连条下还提出"因病殊制"的炮制方法等等。总之，从

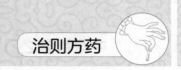

时间的控制到火候的掌握，从辅料的选择到料量的掌握，中药炮制皆"贵在适中"。

本草立名，各有寓意

中药之名，有以颜色为名者，如黄连、白及；有以其气为名者，如木香、麝香；有以其味为名者，如甘草、龙胆；有以形态为名者，如牛膝、白头翁；有以生长特性为名者，如桑寄生、附子；有以性能为名者，如防风、骨碎补；有以产地为名者，如吴茱萸、阿胶等等。明代新安医药学家陈嘉谟就指出"本草立名，各有意寓"，如通草与木通，虽有"通"之药材特征，但却大有区隔，宜加深究。再如半夏之名，《礼记·月令》曰："五月半夏生，盖当夏之半也，故名。"这是以生长季节命名；而宋《汤液本草》载："《药性论》云：小柴胡中虽为止呕，亦助柴胡能止恶寒，是又为足少阳也；又助黄芩能去热，是又为足阳明也。往来寒热在表里之中，故用此有各半之意。本以治伤寒之寒热，所以名半夏。"如此注解推衍，大大有便于后学学习、领会和掌握其功用。其他如甘草别名"国老"，大黄别号"将军"，均有寓其效用之义。正如程氏自己所言，"先能辨此，则药之义理，思过半矣"。

中药趣名种种

谓子不是子：瓦楞子，实为泥蚶、魁蚶的贝壳；没食子，实为没食子蜂寄生在没食子树上的虫瘿；天葵子，实是毛茛科植物天葵的块根；而黄药子、白药子也均为植物块根，以上这些"子"并不是一般意义上的种子类药材。

谓草不是草：冬虫夏草，实为冬虫夏草菌寄生在蝙蝠等幼虫上的实体及幼虫尸体；凤眼草，实为臭椿的果实；灯心草、通草则是以该植物的茎髓入药。

谓砂不是砂：蚕沙、夜明砂、望月砂分别是夏蚕（不是春蚕）、蝙蝠、野兔的粪粒，与矿物砂大相径庭。

谓脂不是脂：五灵脂，实为复齿鼯鼠的粪粒；补骨脂，乃是豆科植物补骨脂的成熟果实。

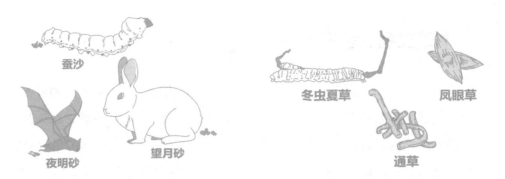

谓石不是石：浮海石，实为胞孔科动物脊突苔虫的骨骼；鱼脑石，为大黄鱼头盖骨内的耳石；淡秋石则是石膏在尿中久浸后的表面凝结物。

谓肾不是肾：海狗肾、黄狗肾、鹿肾，实为海狗或海豹、狗、鹿的带睾丸阴茎；菜头肾只是植物的根；荔枝肾，是一种本草植物，与动物肾脏风马牛不相及。

如何煎药有讲究

其实煎药不必过于繁杂，通常而言，凡煎汤药必先将主治之君药先煮数沸，然后下余药文火缓缓熬之，煎好后勿揭盖，连罐取起放置于凉水中，等到温热了再服用，这样气味便不会外泄。另外，煎药不宜用烈火，汤过于腾沸便会迅速干涸，导致药性不能尽出、气味不纯。

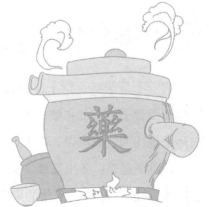

从以水为溶媒的角度分析，中药成分无非水溶性、脂溶性和挥发性三类成分，主药先煮、余药缓熬，这样无论是水溶性还是脂溶性成分，绝大多数都能通过助溶互溶、化合反应而煎煮出来；

煎后勿揭盖并连罐放入凉水中，可保证挥发性成分不散失，并且重新凝结流回汤液中。煎时用烈火易促使汤液速涸，药物所含成分不仅未能煎出，而且可能变性变味、减弱药性。这些都是从实践中得出来的经验之谈，切合实用。

药的价值不取决于价格

现在有一句流行广告语是"不买最贵的，只买最好的。"用药同样如此，最贵的药未必是最好的。部分患者误以为进口药比国产药好、新药比老药好，尤其公费医疗和高消费一族更乐意接受进口药、昂贵药，而一些制药企业则一度忙于变更途径、变更品名，美其名曰创制新药、创新产品，不少医院则为利益所驱使，纷纷引进高新设备和昂贵新药，滥行检查、滥用新药、滥施手术和过度医疗等等现象纷纷出现，以致一般感冒之类的小病往往也要花费千金，进一步加剧了老百姓"看病难、看病贵"的体验。而在民间，单方验方、土方偏方对于解决头疼脑热之类的"小毛病"非常有效，在经济欠发达地区，不少民间土郎中上山自采并自制、自种、自用中

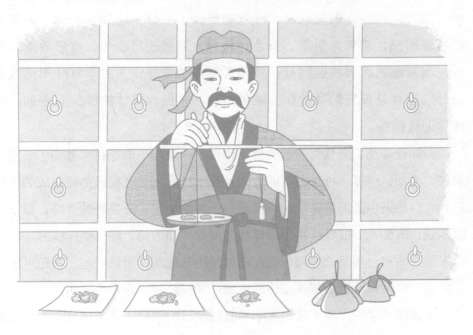

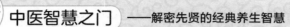

草药，往往一把草药、一根银针就能救人于水火之中，药简效灵而费用仅仅是西药的一个"零头"。虽然单验方不属于什么"高科技"，但简便验廉绝不意味着缺少科技含量，它以较低廉的成本解决了较复杂的实际问题，能使多数人受益，为老百姓所喜闻乐见。它给广大群众带来的实惠远远大于"高精尖"。我国目前还是一个发展中国家，我们应该充分利用和发挥民间传统医药的丰富资源和优势，留心身边的一草一木，让民间传统医药在医疗卫生保健事业中再度发挥出举足轻重的作用。

药物有归经

归经是用于表示药物对于人体某部分的选择性作用，即药物对某经（脏腑或经络）或某几经能产生明显的作用，而对其他经作用少或无作用。

药物的归经是如何总结出来的呢？是从大量的临床经验中总结出来的。药物的归经是以藏象学说和经络学说为理论基础、以药物所治的病证为依据而确定的。在中医临床当中，常常发现很多功效相同或其他性能也相同的药物，但是它产生疗效的部位不一样。比如说有很多药都能够清脏腑热，诸如龙胆草、黄连、黄芩，但黄连对心热、胃热效果就最好，比其他脏腑表现要明显；黄芩对肺热效果好；龙胆草对肝胆热效果更好，也就是说它们功效和性能虽然相同，但对机体的部位有它们的特殊性即选择性。

再如说菊花，它具有清肝明目的作用，一般用于治疗目赤肿痛、眼发红发肿、流泪、痒等。可见菊花能治的是肝热目赤或者肝经风热而造成的一些症状。再根据中医的藏象学说中肝开窍于目的理论，眼是肝的外窍，属于肝脏系统，故菊花归肝经。再如同样都是治疗头痛的药，经过临床实践，前人就发现羌活对于项背这一部位的止痛效果比其他部位明显一些。白芷可能对于前额、眉棱骨或者牙龈这部位的疼痛、牙龈红肿疼痛作用更明显一些。那么，根据经络学说，项背是足太阳膀胱经循行的部位，前额是足阳明胃经循行的部位，因此，羌活归膀胱经，白芷归阳明经。

归经理论能够增强临床用药的准确性，尤其是对于一些性能功效相同而作用部位不同的药物，只有掌握了归经，才能够准确地区别使用。

黄精与无暇和尚的故事

安徽有三宝：黄山、黄精和黄梅戏。在《九华山志》里，长寿食品黄精作为土特产，被列入九华三珍之一（冰姜、毛峰、黄精）。黄精为药食两用的长寿之品，生于山谷，其性平和。晋代《博物志》有言："太阳之草，名曰黄精，饵食之，可以长生"。唐代大医孙思邈的《备急千金要方》载有黄精膏方："绝谷食之，不饥渴，长生不老。"《本草纲目》

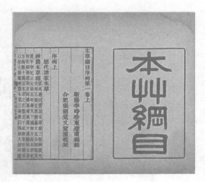

认为："仙家以为芝草之类，以其得坤土之精粹，故谓之黄精。"所以黄精又有"仙人饭"之称。至今九华山的百岁宫洞室内仍供奉着无暇和尚的真身佛像，已有360多年历史。传说无瑕和尚在林茂谷幽的九华山搭棚为寺，苦心修炼，没有粮食，就在山里挖黄精吃，活到了126岁，无疾而终。

无瑕是河北宛平县人，24岁在五台山出家，曾上峨眉山拜访名师，26岁时来到了九华山。无瑕走遍九华的崇山峻岭，最后选定在东崖峰顶的一个石洞修行。他长年采集山中的黄精，每日蒸晒三次，清晨吃一餐以饱终日。为了表示自己的虔诚，他决心用全部心血来抄写佛经，以石板当桌，石块当凳，划破自己的舌头，用毛笔蘸血和金粉抄写《华严经》。不管是寒冬酷暑，还是风雨霜雪，他总是起早歇晚不停地抄写，总共用了28年又20天，终于写完了九九八十一本。到了126岁的农历九月十四日上午，他写好了自传放在自己左腿边，又将血写的经书整整齐齐地放在右侧，堵上洞门之后就坐化了。过了3年又9个月，明崇祯皇帝做了个梦，便命令兵部尚书到九华山敬香，

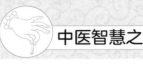

随后便在东崖发现了石洞，打开洞门，只见洞中静坐一位长老，仪表端庄，并发现了血写的经书。皇帝下令在此修建庙宇并题了两块匾额，赐了两颗金印，封无瑕长老为应身菩萨，将他的真身涂金供在庙中。

柳树全身是宝

"无心插柳柳成荫"，柳树依靠其无与伦比的适应性成为我国国土绿化种植最广泛的树种之一。"碧玉妆成一树高，万条垂下绿丝绦，不知细叶谁裁出，二月春风似剪刀。"古往今来有数不尽的文人墨客为柳树吟诗作画，然而又有多少人知晓柳树还有不少药用价值。

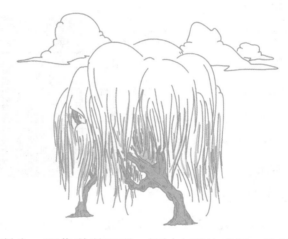

柳树全身都是宝。现代科学证明，柳树皮可治感冒，柳树花可治吐血、咯血等，柳树能止血疗痹治恶疮。近年来还发现，柳枝可以防治急性传染性肝炎、慢性气管炎、心绞痛、冠心病和烧烫伤等。

我国医药学家很早就知道从柳树有丰富的药用价值。据《神农本草经》载，柳之根、皮、枝、叶、花均可入药，有祛痰明目、清热解毒、利尿防风之效。如柳花研汁，可治黄疸、咳血、吐血、便血、血淋和妇女经闭，外敷可治牙痛。柳叶含丰富的鞣质，有利尿、消炎、解毒作用。近年来，医药界用柳叶制成注射液，对治疗上呼吸道感染、气管炎、肺炎、膀胱炎、化脓性腮腺炎、乳腺炎、咽喉炎均有良好的效果。柳叶还含有很高的碘，用它制成的糖衣片可防治地方性甲状腺肿大。

柳芽可食用、可泡茶、可治病，不过要在未开花絮之前采摘。泡茶时要选用刚萌出的嫩芽晒干，然后同茶叶一起用开水冲泡。在广陵一带还用柳芽拌在饭里或和面蒸卷食之，以清热明目。在苏北和皖、鲁等地民间，每当柳芽萌出时，许多少女结伴采摘柳芽，用开水泡过后再放冷，加上麻油、食盐、葱蒜、香醋拌匀当菜吃，或将柳芽晒干到夏天用豆油炸着吃。更奇怪的是，有一种侵害柳树的昆虫叫天牛，其幼虫称柳蠹虫，也是一种传统中药。《本草纲目》记载，将此虫烘干研末，每服一条，可治瘀血、腰伤、胃痛、风疹风毒、目翳、肠风下血、产后下痢、口疮耳肿、齿龈肿痛等症。柳蠹虫在柳树蛀孔中排出的烘木屑，可煎服或炒热熨敷，能祛风止痒、消肿退肿。

成语"薏苡明珠"

有一味中药叫"薏苡"，它与一个叫"薏苡明珠"的成语有关。这个成语来自于一段历史故事：东汉名将马援（伏波将军）领兵到南疆打仗，军中士卒病者甚多。当地民间有种用薏苡治瘴的方法，士卒用后果然疗效显著。马援平定南疆凯旋归来时带回几车薏苡药种。谁知马援死后，朝中有人诬告他带回来的几车薏苡是搜刮来的大量明珠，结果让自己和妻儿等蒙冤。后遂以"薏苡明珠"比喻故意颠倒黑白、糊弄是非，被人诬蔑，蒙受冤屈。朝野都认为这是一宗冤案，故将它称作"薏苡之谤"。白居易也曾写过"薏苡谗忧马伏波"的诗句。

薏苡作为一种药食两用的中药，具有悠久的历史，最早见于《神农本草经》。薏苡是禾本科植物薏苡的种仁，其性味甘、淡、凉，入脾、肺、肾经，有健脾、补肺、清热、利湿等功用。

现代医药学研究表明，薏苡含蛋白质、多种氨基酸、维生素和矿物质，

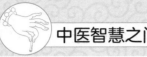

其营养价值在禾本科植物中占第一位。薏苡仁用于临床治疗，可以强筋骨、益气、和中、消水肿等，此外，阑尾炎、关节炎、脚气病乃至肿瘤皆可使用，也可煮粥作为病后调养。薏苡的根、叶也可入药。薏苡的根除了具有清热、利湿、健脾的作用外，还可治黄疸、驱蛔虫以及治疗牙痛、夜盲等症。薏苡叶可代替绿茶，有利尿作用和养颜美容的功效。

从《桔梗谣》话桔梗

朝鲜族有一动听的民歌《桔梗谣》，又名《道拉基》，歌词大意是："桔梗哟，桔梗哟，桔梗哟桔梗，白白的桔梗哟长满山野。只要挖出一两棵哟，就可以满满的装上一大筐。哎咳哎咳哟，哎咳哎咳哟，哎咳哟，这多么美丽，多么可爱哟，这也是我们的劳动生产。"

"道拉基"就是朝鲜族人民喜爱吃的一种野菜桔梗。这首朝鲜民歌最初产生于江原道，后流传全朝鲜半岛。歌词不一，曲调平缓流畅。传说道拉基是一位姑娘的名字，当地主抢她抵债时，她的恋人愤怒地砍死地主，结果被关入监牢，姑娘悲痛而死，临终前要求葬在青年砍柴必经的山路上。第二年春天，她的坟上开出了紫色的小花，人们叫它"道拉基"花，并编成歌曲传唱，赞美少女纯真的爱情。每年春天，朝鲜妇女结伴上山挖桔梗，由于她们平日按习俗不得出门，因此这首歌也表达了能够外出采集桔梗的一种愉快的心情。《桔梗谣》音乐轻快明朗，塑造了朝鲜族姑娘勤劳活泼的形象。

朝鲜族对桔梗特别有感情。在朝鲜、韩国、日本，人们把桔梗当作食用蔬菜的情况十分普遍。韩国人素有食用鲜桔梗的习俗，在韩国超级市场等处也常有小包装的新鲜桔梗或腌制桔梗出售，韩国人把桔梗当作是餐桌上必不可少的一种菜肴。韩国过去曾大量地栽培和加工桔梗，但精明的韩国人发现我国的桔梗质优价廉，因而转为从我国大量进口桔梗，并把它加工成药菜产品销往日本、美国及其他国家和地区，获利匪浅。桔梗原产于我国，各地都有野生的桔梗植株，我国的许多地区也用桔梗根制作腌菜，颇具风味，深得人们的喜爱。此外，桔梗可酿酒、制粉做糕点，种子可榨油食用。

桔梗是我国传统常用的中药材，有宣肺、祛痰、利咽、排脓等功效，主治咳嗽痰多、咽喉肿痛等。因其药食两用，所以需求量较大。桔梗花的颜色鲜蓝，形如悬钟，也可入药。

"刮骨疗毒"话乌头

《三国演义》中有一段华佗为关公"刮骨疗毒"的故事，说的是关公攻打樊城时，右臂中了毒箭。华佗检视后发现系乌头箭毒所致，需行刮骨治疗，于是征得关公同意施行手术。当时未做麻醉，关公饮了几杯酒，华佗乃下刀割开皮肉，直至于骨。见骨已青，遂用刀刮骨，沙沙有声，帐上帐下见者皆掩面失色。而关公饮酒食肉，谈笑弈棋，全无痛苦之色。华佗刮去骨上之毒，敷上疮药，进行缝合。术后关公很快恢复，右臂伸舒自如。

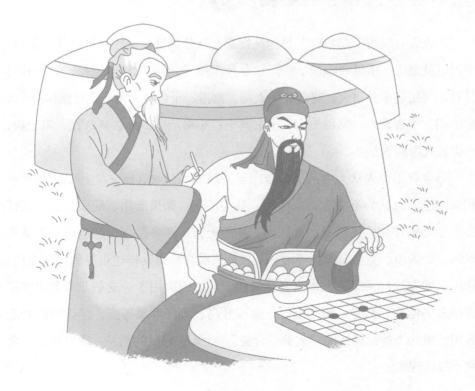

这个故事流传甚广，那么乌头究竟是何毒物呢？其实，有毒的乌头也是一味中药，因其主根呈圆锥状似乌鸦之头，故名乌头。本品有猛毒，古代作为箭毒，涂在箭头上射人猎兽，中箭即倒。乌头分川乌和草乌，前者为栽培而得，后者为野生，故后者之毒甚于前者。

其实，毒箭猎兽、伤人，致猎物倒地、战将落马，这并非由于骨肉之痛，而是因为毒物侵袭了心脏和神经系统。现代研究证明，乌头中含有乌头碱，过量的乌头碱可使感觉和运动神经麻痹、迷走神经兴奋，能直接作用于心肌造成心律失常。由此可以推测，右臂的伤痛并非关公中箭落马的主要原因，而是短暂的心律失常而不能稳坐战骑之故。

乌头虽然有毒，然而只要炮制得法、用量适宜就能发挥它良好的治疗作用。乌头有祛风散寒的功效，因此常被医家用于寒证的治疗。

为何说"是药三分毒"

古人云："是药三分毒。"是指药物都有几分偏性。偏性对证，就不是毒，不对证就是毒。所以我国最早的医学专著《内经》将治病之药一律称为"毒药"，并对如何用药十分讲究，将药分为大毒、常毒、小毒、无毒。治疗疾病有"大毒治病，十去其六；常毒治病，十去其七；小毒治病，十去其八；无毒治病，十去其九"的说法。

当今有不少人认为中药大多数出于天然的动植物，比化学药品的药性平和而安全，总认为不会有毒副作用。其实不然，如果滥用、乱服药石，同样会产生毒副作用。还有很多人认为，补药无害，多多益善，这也是一个认识误区，如人参、党参、黄芪等滋补药，如果滥用乱服同样也可导致毒副作用。临床上曾有这样一个人，本来身体健康无病，因服用了一支东北人参出现了胃部胀满疼痛、头晕、面部潮红、血压升高、大汗淋漓等症，经诊断此乃因服用过量的人参而导致的"人参综合征"。此人病好后的很长一段时间仍有食欲不振的现象。

任何药经长时间服用都会有副作用，即使是绿豆也不例外。无论是保健还是治病的中草药都要注意合理服食，不滥用、不贪多，只要善于辨证施治就能收到预期效果，否则适得其反。如甘草，药性平和，能调和诸药有健胃之功，具有补中益气、泻火解毒、缓和药性、和中缓急之效，但若无故久服，就会影响脾胃气机，有碍消化功能；黄药子用量过大可导致肝脏损害和黄疸；木通用量过大可引起肾脏损伤；苦寒的龙胆草、大黄及生石膏用量过大或长期滥用，可引起食欲减退、胃痛、腹泻等消化道的副作用。

毒性较大的中药更应当心。据文献记载，已发现的能致死的中草药就达20多种，如雷公藤、苦楝子、蜈蚣等。一些药物甚至有剧毒，如水银、斑蝥、红砒石、白砒石等。还有些生药的毒性也较大，如生附子、生半夏、马前子、生草乌、巴豆、生南星等。这些药物经过炮制后，毒性可大大减轻，但若滥用或药量过大，仍会有一定的毒副作用，甚至出现中毒死亡，所以我们在应用有毒之品时，更应严格掌握剂量。

"龙胆泻肝丸"事件

北京中日友好医院肾内科1998年10月曾收治了第一例马兜铃酸肾病病人，此后陆续增至100多例，其中大多数患者是服用了中药名方龙胆泻肝丸而导致的肾损害；北京协和医院、北京朝阳医院等也有多个此类病例报告。2003年央视及多家媒体都曾报道了"龙胆泻肝丸"事件，报道说有很多人服用中药名方龙胆泻肝丸后出现了肾脏不可逆性地损害。一位记者在自身遭遇此事后，出于职业敏感，对此事进行了追踪调查并曝光。国家中医药管理局委托天津中医学院张伯礼教授进行了研究调查。经排查，问题集中到方中的一味药物的考证上，即"木通"。龙胆泻肝丸里的木通本是指木通科的白木通，是一味常用中药，具有清热利湿功用。但是20世纪30年代，市场上却混入了有毒的马兜铃科关木通，并逐渐取代了木通科的白木通，甚至连国家药典也将白木通的功效安在了关木通名下。几百年的临床实践都证明龙胆泻肝丸疗效确切，也很少有不良反应的记载和报告，而今却出了问题，根本原因就出在这里。

其实，中药界像这样因名称相近而混用的现象不会是个别的。我国中药资源十分丰富，历代本草或医案方书等文献记载的中药名称由于处方习惯不同、各种文献记载方式不同、地方习俗不同等原因，加上古今时代的变迁、地域南北的差异、各地方言的不同，还有附加的文化内涵等因素，形成了中药药名的多源性，由此而带来了十分复杂的中药名称"一药多名"或"异药同名"等问题。

"龙胆泻肝丸"事件提醒了中医界规范的文献考证工作的重要性。医学是人命关天的科学，一个字、一句话的文献考证往往决定着是否能正确引导临床实践的问题，也是我们继承优秀传统中医药文化的根本前提。中医大量的方药文献为中药文献的考证工作埋下了许多隐患。目前人们似乎并没有意识到问题真正的根结在何处，而仅仅是被动地去测定中药的毒性成分，不负责任地全盘否定老祖宗使用了几千年的中药名方的价值，这实在值得我们反思。药物的价值不是根据其毒性的大小来决定的。中药里诸如马钱子、乌头、斑蝥、蜈蚣、全蝎、青娘虫、红娘虫、巴豆等有毒之药比比皆是，凡是懂得一点中医知识的人都知道，并不能简单地依据表面症状来使用中药，而是要根据八纲、脏腑、六经、三焦等诸多方法来进行辨证，还要因人、因时、因地制宜，若是使用不当，具有大补功效的人参也能杀人；若是使用得当，具有剧毒性质的砒霜也能治大病。中药方剂组成的根本意义就在于通过药物的有机组合，或舍性取效，或舍效取性，达到良性的协同与拮抗作用，从而加强疗效、牵制毒性。在对传统方剂产生怀疑之时，我们需要搞清古人组方的思路是什么，也需要考证传统方剂的文献原典义，这样才能正确地继承和发扬我们的传统文化。

桑寄生为何真药难求

有这样一个传说：古代有个财主的儿子患风湿病多年，每逢阴湿寒冷的天气便腰膝酸痛，行动十分困难。财主听说南山上有一个郎中会治风湿病，便派长工前去求医。经此郎中诊治多次，效果不佳。又到了一年的冬天，财主儿子的风湿痛日渐加重，长工又被派去请那个郎中。这天，北风呼号，冰雪封山，行走十分困难，长工走了不远已气喘吁吁，就在一棵老桑树旁的山洞里歇息。想来路还遥远，正在发愁，抬头忽见那棵老桑树上缠绕的小枝条很像前几次买回来的草药，他想着不如直接掐几根带回去当药给财主的儿子治病。哪知吃这枝条十多天后，财主儿子的病居然好了起来。财主前去答谢郎中，郎中莫名其妙，仔细询问长工才知原委。郎中便采了些寄生在桑树上的枝条回去试之，果然有效，遂取名为"桑寄生"。

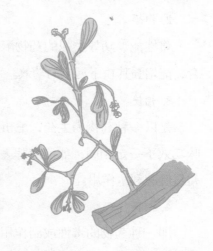

　　寄生性植物药材非比寻常。一般药材地道与非地道的差别只是品质优劣、质量高低而已，而寄生植物在生长过程中，会受到寄主物质代谢的影响，寄主不同其寄生植物的成分和药效自然不同。如寄生于马桑之上之马桑寄生有剧毒，《本草图经》就曾说"医家非自采不敢用"。古方每用独活寄生汤治疗风湿作痛，百发百中，今人服之难奏其功，其原因之一就在于"药不得真"。

　　桑寄生可以补肝肾、强筋骨、祛风湿、安胎元，用于风湿痹痛、腰膝酸软、筋骨无力、崩漏经多、妊娠漏血、胎动不安等。本品还有降压作用，近年来临床上常用于高血压的治疗。

用药配伍有"七情"

　　配伍指根据病情需要和药物性能有选择地将两种或两种以上的药物配合在一起使用。前人把单味药的应用和药物的配伍归纳为用药"七情"。具体如下。

1. 单行

指用单味药治疗疾病。有药力专一、简便廉验等优点，如清金散用黄芩治疗肺热咳嗽。

2. 相须

将性能、功效类似的药物配合使用，以增强药物疗效。如大黄与芒硝配合，能增强其攻下泻热的功效。

3. 相使

是以一种药物为主药，配伍其他药物以提高主药的功效，配伍药物的性味功效不一定相同。如治疗脾虚水肿，用黄芪为主药，配伍茯苓，可以增强益气健脾利水作用。

4. 相畏

即一种药物的毒性或副作用能被另一种药物减轻或消除。如半夏、生南星的毒性，可以用生姜消除。

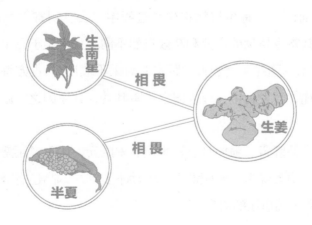

5 相杀

即一种药物能减轻或消除另一种药物的毒性或副作用。如绿豆可杀巴豆毒。相畏、相杀实际上是同一种配伍关系的两种提法。

6. 相恶

两种药物合用，能相互牵制而使作用降低甚至丧失药效。如生姜恶黄芩，

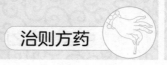

人参恶莱菔子。

7. 相反

即两种药物合用，可发生剧烈的不良反应，属配伍禁忌。如"十八反""十九畏"中的若干药物。

除单行之外，相须、相使在临床应用最为广泛，有利于提高药效；相杀、相畏是应用毒性药物时考虑的配伍关系；相恶、相反一般为临床禁忌。如绿豆反榧子壳（《本草拾遗》）。

"十八反"和"十九畏"

1. 十八反

甘草反甘遂、大戟、海藻、芫花；乌头反贝母、瓜蒌、半夏、白蔹、白及；藜芦反人参、沙参、丹参、玄参、苦参、细辛、芍药。

2. 十九畏

硫黄畏朴硝，水银畏砒霜，狼毒畏密陀僧，巴豆畏牵牛，丁香畏郁金，川乌、草乌畏犀角，牙硝畏三棱，官桂畏石脂，人参畏五灵脂。

以上所列十八反、十九畏的药数，是根据金元以来比较流行的歌诀统计出来的，为多数医家所遵从，但在本草文献中有关相反、相畏的药物并非只有这些。一般十八反的药物多超出此数，而十九畏的药物常少于此数。

组方——分工合作

"君臣佐使"是中医的组方原则。这种组方原则最早见于《内经》。《素问·至真要大论》说："主药之谓君，佐君之谓臣，应臣之谓使。"元代李杲在《脾胃论》中再次申明："君药分量最多，臣药次之，使药又次之，不可令臣过于君。君臣有序，相与宣摄，则可以御邪除病矣。"也就是说"君药"指方剂中针对主证起主要治疗作用的药物。"臣药"指辅助君药治疗主证或主要治疗兼证的药物。"佐药"指配合君臣药治疗兼证或抑制君臣药的毒性或起反佐作用的药物。"使药"指引导诸药直达病变部位或调和诸药的药物。一方之中，君药必不可缺，而臣、佐、使三药则可酌情配置或删除。

以金元李东垣的"清暑益气汤"的组方为例，方剂的组成规律就是君、臣、佐、使药的配合。组方紧扣治疗原则，十分严谨。君药（好比一个部门的第一负责人）反映本方的根本大法和治疗方向，这里以黄芪为君药，取其甘温补中益气之功。臣药（好比第一负责人身边的领导班子）是协助君药加强功效的，与君药绝对保持一致，这里的人参、橘皮、当归、甘草皆取其甘微温之性味，协助黄芪补中益气之功，故为臣。佐药（好比是各部门的做具体工作的负责人）是协助君药治疗兼证或抑制君臣之药的毒性和峻烈之性或是反佐的药物，这里患者有挟湿的症状，故用苍术、白术、泽泻渗利除湿；有暑热故以升麻、葛根透达内外、解肌清热；再用一味苦寒之品黄柏清虚热，兼牵制君臣药的甘温之性；暑热易伤肺卫，于是以酸甘微寒的五味子和麦门冬清上焦肺热而滋肺阴；湿盛伤脾则食不消化，故以炒曲、青皮消食理气。使药（好比是办公秘书负责排好领导位次并将各位领导引导至其位置，并协调各领导各部门关系）是引各药直达病变部位或调和各药的作用。按李东垣解释则此方无使药，实际上甘草就具有调和诸药之功而兼使药之职。

用方贵在变通加减

哲学上有一个命题——"世界上没有两片相同的树叶"，同样道理，世界上也找不出两个病理反应和临床表现都完全相同的病人，即使同一种疾病也有"标本久新"之别。中医强调个体化治疗，针对每一个病人的具体病情因时、因地、因人制宜，最忌"执死方以医活人"。疾病是无限的，应对疾病的方药变通同样也是无限的，随着时代的变迁，随着人类生存环境、生活方式的不断改变，疾病谱相应地发生着变化。古今社会和生活环境不同，饮食起居、体质情怀、物候气象、病因病种等均有很大的差别，疾病证候的发生发展、传变转化、标本缓急也随之有所不同，使用古方必须注意灵活运用，师其法而不泥其方，既要掌握前人总结出来的法度规矩、组方理论和宝贵的临床经验，又要注意吸取近人的研究成果，结合具体情况加减化裁、随证变通，做到灵活运用、方证合宜，才能收到起死回生的效果。生搬硬套非但无法收到良好效果，还可能贻误病情，害人匪浅。

这里举一个名家活用名方的例子。

明代医家汪机善于灵活运用金元名医李东垣的"清暑益气汤"，这不仅体现在用此方治暑瘟以外的疫、疟、秋燥，以及内伤、纵欲等杂病，更体现在其灵活变通的加减中。这里仅从《石山医案》选取两例。

[案例1] 治疟案。有一妇女，形色苍白，五十多岁，是个容易忧虑且操劳之人。六月时背部生疮。医生用艾灸百余壮后，疮是消了，但却发起了疟病。症见身热，自汗，口渴，头晕，呕吐，泄泻，不进饮食，寒少热多。有医生用清暑益气汤治疗，疾病加重，最后找汪机诊治。汪机诊脉，左脉浮微，似有似无，右脉浮小，按之不足。他认为患者六月梅雨暑天，热湿郁毒而发疮，用灸治疮，虽然疮已消散，但百壮的疗程也使患者正气难复，因而体虚疟作，病虽属疟，当作虚治。病虽宜用清暑益气汤，但前面的医生用药太轻而病邪太重，所以好不了。于是汪机加大了人参、黄芪、白术、茯苓等扶中益气药的用量，药到病除。

[案例2] 治暑案。一患者三十岁，六月因劳累后又贪凉，寒逼热郁而出现梦遗、恶寒，数日不爽，三日后更加头痛躁闷。家人自行诊断，惊恐地发现脉象消失了，于是认为这是阴证，想给患者服附子汤，但又不敢确定，于是又请汪机诊治。汪机认为本病似阴证而实为阳证似阴、真热假寒症，乃气虚热郁兼湿，但以热重于湿，故以清暑益气汤加减为治，即加重参、芪、术、归等补气阴之品用量，热重湿轻，故减苍术、升麻等燥烈之品，加柴胡、知母、厚朴、川芎以清热透达，调服二十余帖而愈。

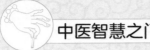

方剂的分类方法有哪些

方剂有多种分类方法，其中主要有"七方"法、病证分类法、功用分类法和综合分类法等。

1."七方"法

始于《黄帝内经》。大、小、缓、急、奇、偶、复（重）是为七方，乃古代的一种组方理论。《素问·至真要大论》论述为："君一臣二，制之小也。君一臣三佐五，制之中也。君一臣三佐九，制之大也"。

2.病证分类法

是按病证、脏腑病证、病因分类的方剂分类法，首见于《五十二病方》。

3.功用分类法

方剂功用与其体现的治法是一致的，按方剂之功用归类方剂，即为功用分类法。功用分类法始于"十剂"法，即唐代陈藏器《本草拾遗》中所言："药有宣、通、补、泄、轻、重、涩、滑、燥、湿十种"，"宣可去壅"，"通可去滞"，"补可去弱"，"泄可去闭"，"轻可去实"，"重可去怯"，"滑可去著"，"涩可去脱"，"燥可去湿"，"湿可去枯"。

4.综合分类法

指以法统方、结合方剂功用、证治病因、兼顾治有专科分类方剂之方法。这种分类法是清代汪昂首创，他所著的《医方集解》中将方剂分为补养、发表、涌吐、攻里、表里、和解、理气、理血、祛风、祛寒、清暑、利湿、润燥、泻火、除痰、消导、收涩、杀虫、明目、痈疡、经产、救急等22类。这种分类法便于同临床辨证结合，较为实用，被后世推崇。

"狗皮膏药"的价值

在我们的印象中，若说某人是卖狗皮膏药的，那多是形容此人是骗子。

其实"狗皮膏药"并非是坏东西。

据说古代八仙之一的铁拐李就是狗皮膏药的发明者。狗皮膏药是将药物直接敷于患处，具有消肿止痛的功效的一种膏药。它能够快速起效且无毒副作用，所以一直应用至今。

也有文献记载，明代崇祯初年（公元 1628 年），江西人姚本仁从江西建昌老家进京会考，因医术高超、手法独特，被提拔为当朝御医，清顺治三年任太医院院长，擅长内病外治，以贴敷疗法为皇家疗疾，深得皇室恩宠。公元 1644 年，姚本仁告老还乡，迁居于彰德府（今安阳市），始设医馆"宗黄堂"，配制姚家膏药。他将药膏涂在狗皮上制成黑膏药为当地百姓治病，因他不图赚钱，赊药济贫，不久便享誉四方，又因他把药膏涂在狗皮上这一特征，大家便牢牢地记住了狗皮膏药这个名字。

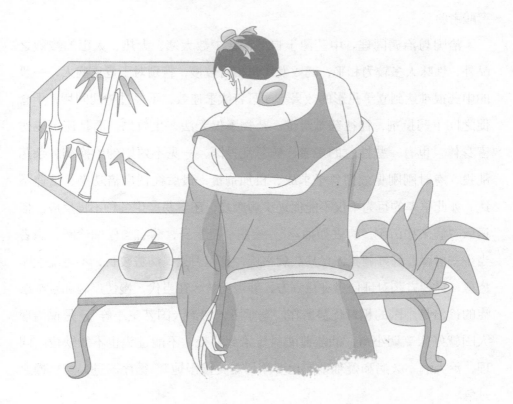

临床发现，骨折后如果按照医嘱科学地使用狗皮膏药，愈合及愈合后恢复期都会大大缩短。不仅如此，狗皮膏药甚至可以应用于呼吸科和心血管科。有资料显示，狗皮膏药混合其他膏药可以治疗老慢支和哮喘。另外，狗皮膏药这种独特的给药方式在欧洲等发达国家已经越来越成为主流。

治"大病"若烹小鲜

"治大国如烹小鲜"出自老子的《道德经》，它常常被众多学者和政治家引用。那么"治大国如烹小鲜"到底是什么意思呢？就是治理大国就像做一道新鲜菜肴一样，不能太咸也不能太淡，既不能操之过急，也不能怠慢，油盐酱醋都要恰到好处，火候也要适当。这无疑是对"掌勺者"的专业能力的严峻考验。

治国与治病同理。中药源于自然，除少数大寒、大热、大毒的峻烈之品外，性味大多较为和平，药效发挥也相对较慢，特别对于危重病人，一般的中药很难达到立竿见影的效果。如医者欲求速效，不经过望闻问切，于仓促之间下药投剂，往往药难对证。药物不仅无法产生效果，而且还可能伤害身体。也有一些性急的患者，病急乱投医，一见不效则匆忙换药、杂药乱投，有时刚刚见效则急于求成、自加剂量，最后往往事倍功半、欲速不达。如此草率的行为不仅不能促进疾病康复，还容易产生各种不良反应。俗语云"病来如山倒，病去如抽丝"，疾病一旦上身，医者当仔细诊断，患者当少安毋躁、好好调养，尤其久病宿疾，日积月累，病势较长，不可能立即痊愈，只要方药对证便当守法守方，静观药效。在当代，慢性疾病和疑难杂症的诊治是中医的相对优势所在。老子所云"治大国若烹小鲜"，是说治理大国就好像烹调小鱼，油盐酱醋料要恰到好处，不能过头也不能缺位。同理，治大病、久病和疑难杂症也要用"文火慢慢炖"，循序渐进，切忌操之过急。

调理脾胃的"太和丸"

"太和"亦作"大和",意为天地间冲和之气。

北京故宫自明代以来一直是中国的政治文化中心。北京故宫太和殿是"东方三大殿"之一,也是中国现存最大的木结构大殿,俗称"金銮殿"。它位于北京紫禁城南北主轴线的显要位置,是整个故宫城的核心建筑。

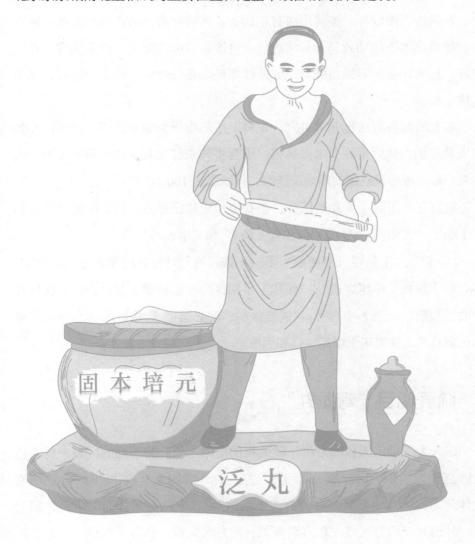

中医认为五脏六腑之中，脾主升胃主降，是人体枢纽。中医有一个方子叫作"太和丸"，就是以调理脾胃为主的。其方见于明代御医龚廷贤所著的《寿世保元》，这曾是一部被内府秘而不示的医学养生著作。太和丸的药物组成有：白术、白茯苓、怀山药、莲肉、酒炒当归身、酒炒白芍药、陈皮、姜炒川黄连、山楂、面炒枳实、姜炒半夏、神曲、童便炒香附、木香、龙眼肉、炙甘草、人参、白豆蔻以及蜜水炒嫩黄芪。

可以看出此方药味较多，且所用药物的炮炙也十分讲究，如有酒炒、面炒、蜜水炒、姜炒等。加减用法有年幼者、体偏壮者，去人参和黄芪。从方名就能看出本方的功效是大补诸虚、专进饮食、清痰降火、解郁消滞、养气健脾，预防饮食失节损伤脾胃，劳役过度耗散元气而成内伤诸病等等，以求人体太和。

本方的制备方法也非常讲究，先将上述药物研为细末备用，另用荷叶如掌大者煎汤，然后用陈仓米煮稀粥，用粥将药末和为丸，如梧桐子大小。太和丸一般在饭后及临睡前用米汤送服，每次服用 100 丸。

故宫三大殿除了太和殿以外，还有中和殿和保和殿。而中医调理脾胃的方子除了"太和丸"，还有"保和丸（汤）"和"中和汤"。

"中和"二字是说凡事要做到不偏不倚、恰如其分才能使各方关系和顺，其意在于宣扬"中庸之道"；"保和"是指保持心志和顺、身体安适。唐代韩愈的《顺宗实录三》中有言："居惟保和，动必循道。"中医的中和汤和保和汤正取其义，脾胃居于中焦，以和为顺。

疏肝明目"青龙丸"

古人为了确定天体的方位，就像我们把疆土划分为不同的区域一样，也将天空分为了东、南、西、北四方区域，称作"四象"或"四维"。这四象具体分为二十八个星区，称为"二十八宿"。二十八宿又分为四组，每组七宿，分别对应四方区域。东方名青龙、南方名朱雀、西方名白虎、北方名玄武，与五行学说相合。青龙的方位在东和左，代表春季；白虎的方位是西和右，代表秋季；朱雀的方位是南和上，代表夏季；玄武的方位是北和下，代表冬季。

所以，在中国二十八星宿中，青龙（亦名苍龙）是东方七星（角、亢、氐、房、心、尾、箕）的总称。这七宿的形状极似龙形，从它们的命名上也可以看出来，角是龙的角，亢是颈项，氐是本、是颈根，房是膀、是胁，心是心脏，尾是尾部，箕是尾末。

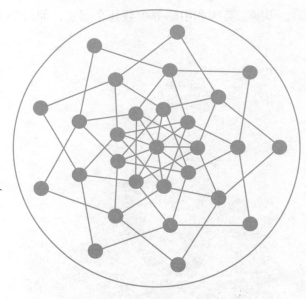

二十八宿

中医也有一方名叫青龙丸（汤），主治肝疾。其方出自明代《普济方》卷七十五引《余居士选奇方》，药物组成为当归（去芦头，洗去尘土，微炙，切，焙干）4两，黄芩生用（3两），木贼（去节）3两，木鳖子3两，琥珀（研）0.5两，麻黄（去节）1两，枸杞子2两，防风（去芦头）2两，荆芥穗1.5两，甘草（生用，锉）1两，橘皮（去瓤）1两，乌鱼骨1.5两，龙脑薄荷（阴干者，只用叶）2两。

因为东方属肝，主青色，所以本方主治肝疾。凡风毒热气，上攻眼目，赤痛翳膜，冷热虚实，一切眼疾皆可加减用之。

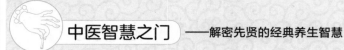

制备方法：将上药研为末，炼蜜调为丸，如弹子大。

用法用量：每服 1 丸，食后、夜卧细嚼，用腊茶水送下，每日 3 次。

清热泻火"白虎汤"

现实中的白虎是孟加拉虎的白化品种，以毛色为白色著称，性情温和，体态优美，被誉为"小姐"虎。到目前为止，全世界共有白虎 200 只左右，主要分布在美国、印度、英国和中国等少数几个国家，而且均为人工条件下饲养。

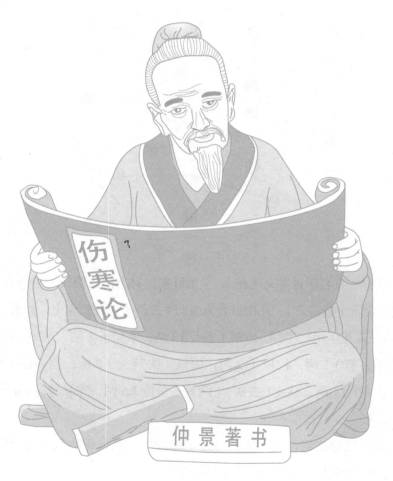

仲景著书

当然这里我们要说的"白虎"是指在传统文化中有着更深含义的名词，它是"五灵"之一，五行属金，在天上代表西方七宿，在地上代表"右方"。具体来说，西方的奎、娄、胃、昴、毕、觜、参七宿，奎像虎尾，胃、昴、毕像虎身，觜、参像虎头，连起来像一只跨步向前的猛虎，又因西方属金，金的代表色为白色，所以称西方七宿为白虎。

东汉末年张仲景著的《伤寒论》中有一个著名的方子叫"白虎汤"，历代中医奉它为解热退烧的经典名方。中医认为"白虎"为西方金神，对应着秋天凉爽干燥之气。以白虎命名，比喻本方的解热作用迅速，就像秋季凉爽干燥的气息降临大地一样，一扫炎暑湿热。现代药理研究表明，白虎汤除了解热作用外还有增强机体免疫作用。方药组成：石膏（碎）1斤（50克），知母6两（18克），甘草（炙）2两（6克），粳米6合（9克）。主治肺胃实热之证。凡伤寒阳明热盛或温病热在气分证，临床症见壮热面赤、烦渴引饮、口舌干燥、大汗出、脉洪大有力者皆可用之。现在本方也常用于治疗流行性乙型脑炎、流行性脑脊髓膜炎、大叶性肺炎，夏季热等属于热在气分者。具体用法：上四味药以水一斗，煮到米熟则可，去滓，温服一升，日三服。

《圣济总录》卷八十六也有"白虎汤"，主治肺气劳伤。方药组成为龙骨（研）1两，白石英（研）1两，白茯苓（去黑皮）1两，人参1两，桑根白皮（锉）1两，百合1两，磁石（煅，醋淬10遍）1两，玄参0.5两，大豆1合。将药研为末，每服3钱匕，以水1盏，煎取6分，再入酒半盏，煎至8分，去滓温服。

温肾利水"玄武汤"

玄武指古代神话中的北方之神，其形为龟或龟蛇合体。宋代赵彦卫《云麓漫钞》卷九："朱雀、玄武、青龙、白虎为四方之神。"具体来说，北方有斗、牛、女、虚、危、室、壁七宿，其中室、斗像龟的头、尾；虚、女、牛像龟身，连起来像一只缓缓爬行的龟，又因北方属水，水的代表色为黑色即

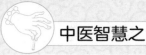

玄，故称北方七宿为玄武。

中医经典《伤寒论》中有一个著名的"玄武汤"，又名真武汤。真武汤的组成为：茯苓、白芍药、生姜（切）各3两，白术2两，附子1枚（炮，去皮，破八片）。根据考古研究结果，汉代1两约合现代15克，那么真武汤的组成应为：茯苓45克，芍药45克，生姜45克，白术30克，制附子20克，此量是三副的量，因此每剂应是该总量的1/3，即茯苓15克、芍药15克、生姜15克、白术10克、炮附7克。

本方具有温阳利水的功效，主治脾肾阳虚、水气内停证。症见小便不利，四肢沉重疼痛，腹痛下利，或肢体浮肿，苔白不渴，脉沉；太阳病发汗过多，阳虚水泛。汗出不解，其人仍发热，心下悸，头眩，身瞤动，振振欲擗地。

清代名医罗美在所著的《古今名医方论》中评价说："真武一方为北方行水而设。用三白者，以其燥能制水，淡能伐肾邪而利水，酸能泄肝木以疏水故也。附子辛温大热，必用为佐者何居？盖水之所制者脾，水之所行者肾也，肾为胃关，聚水而从其类。倘肾中无阳，则脾之枢机虽运，而肾之关门不开，水虽欲行，孰为之主？故脾家得附子，则火能生土，而水有所归矣；肾中得附子，则坎阳鼓动，而水有所摄矣。更得芍药之酸，以收肝而敛阴气，阴平阳秘矣。若生姜者，并用以散四肢之水气而和胃也。"

"朱雀丸"治疗心慌不宁

朱雀又名朱鸟，是二十八宿中南方七宿的总称。具体来说，南方的井、鬼、柳、星、张、翼、轸七宿，柳为鸟颈，张为嗉，翼为羽翮，它们连起来像一只展翅飞翔的鸟，又因南方五行属火，火的代表色为朱红色，所以古人称南方七宿为朱鸟，又称朱雀。

中医的朱雀丸（汤）多治心火之证，其中临床较常用的是《丹溪心法》的朱雀丸方，治心病怔忡不止。方药组成为白茯神2两，沉香5钱。将二药研为末，用炼蜜和为丸剂，如小豆大。每次服 30 丸，用人参汤下。

《圣济总录》中也有朱雀丸方，药物组成为雄雀（取肉，炙）1 只，赤小豆 1 合，赤茯苓（去黑皮）1 两，人参 1 两，大枣（去核）1 两，紫石英 1 两，远志（去心）0.5 两，紫苑（去苗土）0.5 两，丹参 0.5 两，小麦 1 两，甘草（炙，锉）1 分。主治心气劳伤。制备方法：上锉细，拌匀。用法用量：每服 3 钱匕，用水 1 盏，煎取 6 分，去滓温服。

通调六腑"六和汤"

在杭州西湖之南，钱塘江畔的月轮山上有一著名景点——六和塔。六和塔是宋代建筑，塔名取佛教"六和敬"之义（佛教徒的团体生活准则），取"天地四方"之意。

中医里有"六和汤"，见于《普济方》卷三百九十。该方可通调六腑，其药物组成为陈皮（去白）1 两，青皮（去白）3 两，柴胡 3 两，净香附 3 两，苏叶 3 两，甘草 1.5 两。本方为治外感暑湿、内伤生冷之证的效方。临床上常见的疟疾寒热、食积疳热皆可用之。用法用量：上㕮咀（将药物切碎），水煎服。

方名"六和"是六腑和调的意思。因脾胃为六腑之总司，是后天之本，而本方所治之证虽有外感、内伤之别，但都是以脾胃病变为主。因本方能调理脾胃，使六腑安和，身体健康，故称"六和汤"。

《太平惠民和剂局方》中也有"六和汤"，即由上方加白术、人参、甘草、生姜、大枣组成，通治风寒暑湿燥火六气所伤之病。因该方能使六气调和，病去人安，故亦名"六和汤"。

滋阴生津"玉泉丸"

北京的玉泉在玉泉山上，山因泉得名。泉水自山间石隙喷涌，水卷银花，宛如玉虹，明代以前便有"玉泉垂虹"之说，为燕京八景之一。相传清乾隆帝常到此处观景，为验证此泉水质，令人汲取全国各大名泉的水样，和玉泉水比较。称量结果表明济南珍珠泉、无锡惠山泉、杭州虎跑泉、苏州虎丘泉等，每斗（银制小斗）质量都在一两二厘以上，唯有玉泉水每斗质量仅为一两，水轻质优，淳厚甘甜，乾隆于是赐封玉泉为天下第一泉，并题字"玉泉趵突"。

玉泉山位于北京海淀区西山山麓，颐和园西侧。山势为西北走向，状如马鞍，纵深 1300 米，东西最宽处约 450 米，主峰海拔 100 米。山中奇岩幽洞，小溪潺潺，流泉活水，有风水宝地之说。明、清两代的宫廷用水皆从玉泉运来，玉泉也是民间用水泉源之一。此处自元明以来就是京郊有名的风景游览地。

中医有一张著名的方子"玉泉丸"，此方见于多部医籍，如宋代《仁斋直指》、明代《古今医鉴》和清代《叶天士手集秘方》等。此方还有一个异名叫"五汁玉泉丸"，见于《东医宝鉴·杂病篇》卷六。方药组成：葛根、天花粉、地黄、麦冬、五味子、甘草。功能主治：养阴生津，止渴除烦，益气和中。现代可用于治疗因胰岛功能减退而引起的物质代谢、碳水化合物代谢紊乱，血糖升高之糖尿病（亦称消渴症）。

本方以粉葛生津止渴，主治消渴，为君药；天花粉、地黄滋阴清热，生津止渴，为臣药；麦冬清肺养阴，益胃生津，适用于肺胃气阴不足，舌干口燥，又能清心除烦，为佐药；五味子益气生津，宁心止烦渴。全方数药配合，能养阴生津、止渴除烦、益气和中，适用于消渴病，肺胃阴亏，热病后期。

"玉泉"为泉水之美称，道家亦用来指口中舌下两脉之津液。本方用大队滋阴润燥、益气生津之品，服之可使阴精得充，津液自回，口中津津常润，犹如玉泉之水，源源不断，故名"玉泉丸"。

"七子散"治疗不孕不育

《七子之歌》是中国著名学者闻一多于 1925 年在美国留学期间创作的一

组诗，全文共七首，象征被外国列强侵占的七处中国国土，即澳门、香港岛、台湾、威海卫、广州湾（广东湛江）、九龙岛和大连。我们常听的《七子之歌·澳门》仅仅是七首之中的一首。闻一多以拟人的手法，将中国当时被列强掠去的七处"失地"比作远离母亲的七个孩子，哭诉他们受尽异族欺凌、渴望回到母亲怀抱的强烈情感。诗歌一方面抒发了对祖国的怀念和赞美，一方面表达了对帝国主义列强的憎恶。

多子多福是中国的传统理念。中医的"七子散"则专治男子不育证。该方见于唐代孙思邈《千金翼方》。

方药组成为牡荆子、五味子、菟丝子、车前子、菥子、石斛、薯蓣、干地黄、杜仲（去皮炙）、鹿茸（炙）、远志各 2 两，附子（炮去皮）、蛇床子、川芎各 1.5 两，山茱萸、天雄（炮去核）、人参、茯苓、黄牛膝各 7 分，桂心、肉苁蓉各 2.5 两，制巴戟天 3 两，钟乳（无亦得）2 两。本方主治男子肾虚精少之证。

制法：将上二十四味，捣筛制为散剂。每次用酒送服方寸匕（约 1 克），每日 2 次。不效者，加至 2 匕（约 2 克），以效为度。若不能饮酒者，可以用蜜将药粉和为丸剂服用亦佳。

五运六气"五瘟丹"

运气，就是五运六气的简称。运气学说是中国古代研究气候变化及其与人体健康和疾病关系的学说，在中医学中占有比较重要的地位。运气学说的基本内容是在中医整体观念的指导下，以阴阳五行学说为基础，运用天干地支等符号作为演绎工具，来推论气候变化规律及其对人体健康和疾病的影响。在现存中医书籍中论述运气学说的内容最早见于《内经》。运气学说涉及天文、地理、历法、医学等各方面的知识。

明代《韩氏医通》载有"五瘟丹"，此方就是一首五运六气方。"五瘟丹，乙庚年黄芩为君，丁壬山栀为君，丙辛黄柏为君，戊癸黄连为君，甲巳甘草梢为君，为君者多一倍也。余四味与香附，紫苏为臣者，减半也。七味生用。末用大黄三倍，煎浓汤去渣，熬膏和丸，如鸡子大，朱砂、雄黄等分为衣，贴金箔，每用一丸，取泉水浸七碗，可服七人。"就是说，方由黄芩、山栀、黄柏、黄连、甘草、香附、紫苏七药组成，一派苦寒清热燥湿之品。但治疗时动态组方，以运为君。甲巳年岁主土运，方中重用生甘草为君，主药味甘入脾经；乙庚年岁主金运，方中重用生黄芩为君，主药味苦入肺经；丙辛年岁主水运，方中重用黄柏为君，主药味苦入肾经；丁壬年岁主木运，方中重用山栀为君，主药味苦归肝经；戊癸年岁主火运，方中重用黄连为君，主药味苦归心经。

春温是发生于春季或冬春之交的急性外感热病。历代医家对春温的认识不尽相同，但以伏邪温病论者占多数。凡人体正气虚弱，复感春季温热病邪，即可发为春温。在治疗上以清泄里热为基本大法。此方在"非典"时期的治疗运用中也取得了良好疗效，值得我们进一步研究。

中医养生

导 言

　　养生是中医学特有的概念，顺应四时养生，养心调摄精神，重视保养正气，通过五禽戏、太极拳、八段锦等导引气功和药膳食疗、情志音乐等养生方法，以保持身体健康并延年益寿，体现了中医"治未病"的思想。"治未病"包括未病先防、防微杜渐、既病防变和瘥后防复四个方面，未雨绸缪是中医的精髓所在。

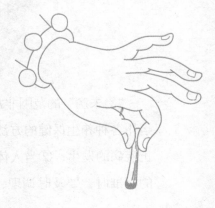

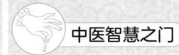

何为"治未病"

"治未病"是中医养生的经典概念，最早见于《黄帝内经》。《素问·四气调神大论》指出："圣人不治已病治未病，不治已乱治未乱"，强调了人们处于健康状态时就应该采取各种身心保养手段增强抗病能力，防止疾病的发生。

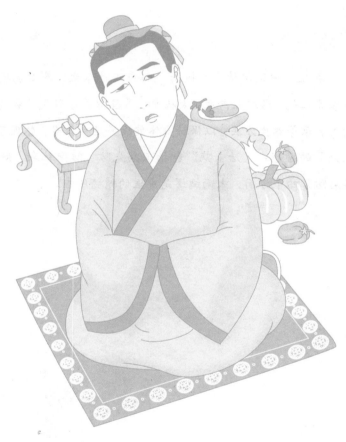

"治未病"的范围非常广泛，主要包括：①人体处于健康状态时，要注意运用各种养生保健的方法和手段，增强体质，维护健康，提高生活质量，防止疾病的发生；②当人体出现一些偏离健康的迹象、征兆，但还达不到疾病的标准时，要及时调理、治疗，防止其发展为疾病；③当人体患有疾病后，

要早期诊断，及时治疗，并掌握其发生发展的规律及传变途径以防止其进一步的发展和传变，使病情更为严重或累及更多的脏腑；④当疾病初愈后，要采取适当的调养方法及保健手段促进机体的完全康复，防止疾病的复发。

可见"治未病"比现代预防医学范围要广，它包括预防医学、临床医学、康复医学等各个方面，是中医学的特色内容之一。

似病非病——"亚健康"

有的人经常会出现睡眠不足、浑身没劲，或者是一到季节变化的时候就容易感冒的情况。但是到医院去检查，所有指标却都是正常的，医生也说没什么病，可是人却自我感觉不舒服。

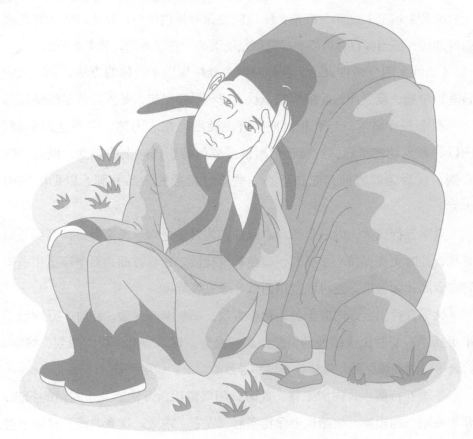

　　这种介于疾病和健康中间的状态就称为亚健康。处于亚健康状态者不能达到健康的标准，表现为一定时间内的活力降低、功能和适应能力减退的症状，但不符合现代医学有关疾病的临床或亚临床诊断标准。

　　西医对改善亚健康的状态没有特别有效的方法，而中医却擅长运用各种养生保健的方法对人体内阴阳不平衡的状态进行调整，来帮助人们摆脱"亚健康"的状态。

顺应四季养生

　　中医认为，养生应该根据季节的不同而采取不同的方式。比如春天和夏天日光照射时间长，阳气旺盛，所以应当保养体内阳气；秋天和冬天日光照射时间短，应当保存体内阴气。这就是所谓的"春夏养阳，秋冬养阴"。

　　《素问·四气调神大论》就针对四季养生提出了具体的方法，如春天应该晚睡早起，夏天应该晚睡早起，秋天应该早睡早起，冬天应该早睡晚起。

　　春季五行属木，与肝相对应，肝主疏泄，在志为怒，喜条达恶抑郁。所以，春天切勿暴怒，对待任何事情都要保持积极向上的态度，做到心胸开阔。饮食调养方面，应该适当吃些辛甘发散的食品补脾，以助阳气的生发。

　　夏季五行属火，内应于心，心藏神，为君主之官。炎炎夏日，容易心烦意乱，此时更应保持心平气和，避免神气耗散。饮食方面，夏季应适用一些苦味食品，如苦瓜，还可以食用西瓜、绿豆等解暑。

　　秋季五行属金，内应于肺，秋季主收，阳气渐渐内敛，此时，万物趋于平定状态，要避免情绪波动而产生悲凉之意。饮食方面，可食用梨、蜂蜜、百合等滋阴润燥之品，缓解秋季燥邪导致的口干、口渴症状。

　　冬季五行属水，内应于肾，此时，阳气蛰伏，万物都处于封藏的状态，要避免阳气的损耗。情绪也要保持平静、安宁、内敛。饮食方面，可适当进

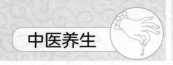

补，温补肾气，强壮身体。

顺应地理环境

俗话说"一方水土养一方人"，我国地大物博，幅员辽阔，不同的地理环境造就了当地的居民不一样的体质，因此，各地的居民也需要采用不同的养生保健方法。

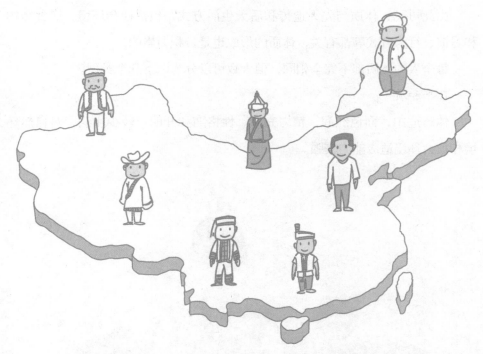

《素问·异法方宜论》就说过，东方靠近沿海地带，当地的人饮食多为海鲜，容易得疮疡一类的疾病，应该采用砭石进行治疗；西方飞沙走石，当地居民多吃牛羊肉，疾病一般由内而发，应该内服药物治疗；北方温度较低、天寒地冻，容易发生寒冷导致的病症，可采用艾灸温经散寒；中原人士进食种类较多，劳动较少，容易患肢体疼痛的毛病，因此多采用按摩的方式进行治疗。

可见，地理环境对人的体质、发病都有影响，所以人们应该根据不同环境采取不同方式进行养生。

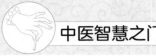
何为体质

中医常说："每个人体质不一样，治病应因人治宜。"那么，体质是什么？体质是人群及人群中的个体由于先天禀赋、后天生活方式、生存环境等多种因素的影响，在其生长发育和衰老过程中，在机体形态结构、功能活动、物质代谢、心理活动等各方面固有的、相对稳定的特征。

由此可见，体质与先天遗传和后天生活方式，包括社会环境、饮食结构和习惯、行为方式等都有关，体质的形成也是日积月累的。

每个人的体质都不完全相同，但大致可以分为以下几个类型。

1. 平和质

体态适中，面色红润，精力充沛。性格随和开朗。较少生病，对自然环境和社会环境适应能力较强。

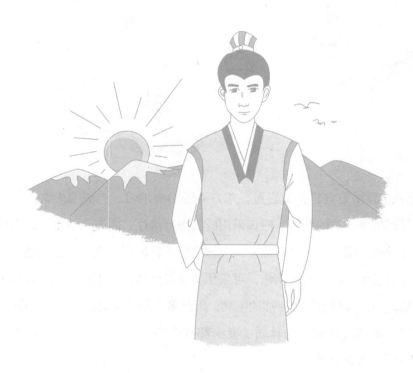

2. 气虚质

体形较瘦，说话声音小，有气无力，容易困倦，性格内向、情绪不稳定、胆小不喜欢冒险。容易感冒，不耐受寒邪、风邪、暑邪。

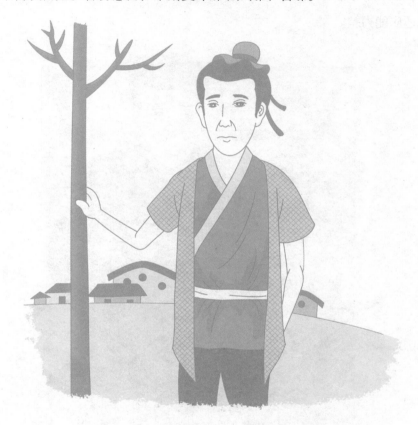

3. 阳虚质

形体白胖，肌肉不壮，平常怕冷，手足不温，性格多沉静、内向，发病多为寒证，或易从寒化，易病痰饮、肿胀、泄泻、阳痿。不耐受寒邪，耐夏不耐冬；易感湿邪。

4. 阴虚质

体形瘦长，手足心热，平常易口燥咽干，口渴喜冷饮，大便干燥。性情急躁，外向好动，活泼。易患有阴亏燥热的病变，平常不耐热邪，耐冬不耐夏；不耐受燥邪。

5. 痰湿质

体形肥胖、腹部肥满松软。面部皮肤油脂较多，多汗且黏，胸闷，痰多。性格偏温和、多善于忍耐。易患消渴、中风、胸痹等病证，对梅雨季节及湿环境适应能力差。

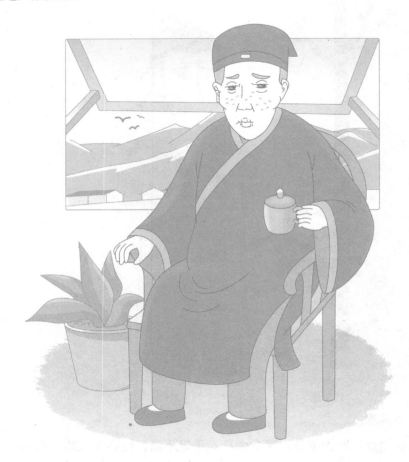

6. 湿热质

形体偏胖或苍瘦，平素面垢油光，易生痤疮粉刺，容易口苦口干，身重困倦。心烦懈怠，眼睛红赤，大便燥结。性格多急躁易怒。易患疮疖、黄疸、火热等病证。对湿环境或气温偏高，尤其夏末秋初，湿热交蒸气候较难适应。

7. 瘀血质

体型偏瘦，平素面色晦暗，皮肤偏暗或色素沉着，容易出现瘀斑，易患疼痛，口唇暗淡或紫，眼眶暗黑，女性多见痛经、闭经或经血中多凝血块或经色紫黑有块、崩漏或有出血倾向、吐血。性格心情易烦，急躁健忘。易患出血、癥瘕、中风、胸痹等病。不耐受风邪、寒邪。

8. 气郁质

形体瘦者为多。性格内向不稳定，忧郁脆弱、敏感多疑，对精神刺激适应能力较差，平素忧郁面貌，神情多烦闷不乐。性格内向不稳定、忧郁脆弱、敏感多疑。易患郁症、脏躁、百合病、不寐、梅核气、惊恐等病证。对精神刺激适应能力较差，不喜欢阴雨天气。

9. 特禀质

由于先天性和遗传因素造成的一种特质缺陷，包括先天性、遗传性的生理缺陷。

恬淡虚无——修炼内心

《黄帝内经》中说："恬淡虚无，真气从之，精神内守，病安从来。"意思就是摈除杂念，畅遂情志，使心神保持"清静"之态，这样自然能保持健康，防御疾病。"保持内心的平静"这个看似简单的道理实为养生要旨，要做到这点实属不易。

中医认为，恬淡虚无首先要看轻功名利禄。孔圣人曾说："君子有三戒，少之时，戒之在斗；及其壮也，戒之在色；及其老也，戒之在得。"可见，要想延年益寿，就应该抛开世俗的金钱观、名利观，得失心不能太重。其次，要善于调节和控制自己的情绪，做到"喜怒不妄发"。中医有"七情"之说，即喜、怒、忧、思、悲、恐、惊。《素问·举痛论》云："百病生于气也，怒则气上，喜则气缓，悲则气消，恐则气下，寒则气收，炅则气泄，惊则气乱，劳则气耗，思则气结。"要想百病不生，就必须学会控制情绪，防止七情过激。有个成语叫作"怒发冲冠"，可见大怒可以造成气血上涌，损害身体。《老老恒言·燕居》"人借气以充其身，故平日在乎善养。所忌最是怒，怒心一发，则

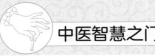
气逆而不顺，窒而不舒，伤我气，即足以伤我身。"《素问·生气通天论》也提到了"大怒则形气绝，而血菀于上，使人薄厥"，意思就是说大怒导致气血上行至头面，容易发生心脑血管疾病，甚至中风。所以老年人尤其要保持心平气和，避免大悲大喜。

为何说要"春捂秋冻"

民间有"春捂秋冻"的说法，然而很多人不知道这其中蕴含了丰富的中医养生原理。这个说法一方面表明应随着季节的变化及时加减衣物，另一方面又表明衣物的增减不能过度，而应该一件一件地缓慢增减。

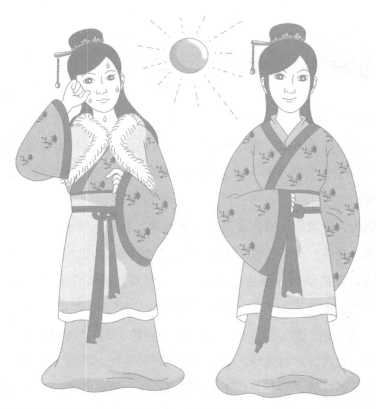

春季阳气渐渐增长而阴寒未尽，所以早春宜减上衣不减裤，以顺应阳气向上升发的特点。丘处机的《摄生消息论》就说："春季天气寒暄不一，不可

顿去棉衣。"意思就是春天气候冷暖变化无常，不能一下子就把棉袄脱掉，就算减少衣服，也应该是一件一件缓慢地减少。

同样，秋天阳气开始收敛，天气逐渐由热转凉。此时，人们为了适应阳气收敛的变化特点需要进行耐寒适应锻炼，适度地增加衣物。也就是说，增加衣物也是一个由少变多的缓慢过程，要做到"薄衣御寒"，不要气温稍微下降就大量添加衣裤，而应尽可能地晚一点增衣。

需要注意的是，春捂秋冻也应该把握一个"度"。春捂应该把握身体温暖而不是大汗淋漓，秋冻也应该避免被冻感冒，不能因过分强调春捂秋冻而损害健康。

"富贵病"是怎么产生的

随着生活水平的提高，人们的衣食住行都发生了很大的改变，现代化的生活方式在给人们带来种种便利的同时，也给人们的健康带来了新的问题。比方说吃的太好、运动太少会导致高血糖、高血脂、高血压等"三高"产生；工作压力大、饮食没有规律容易导致胃炎、胃溃疡等疾病多发。

中医认为，饮食、作息都应该有规律，不能因为生活条件的改善，就随意吃喝、昼夜颠倒。

《黄帝内经》中说："五谷为养，五果为助，五畜为益，五菜为充，气味和而服之，以补精益气。"五谷指的是麻、麦、粳米、黄黍、大豆；五果是李、杏、枣、桃、栗；五畜是指犬、羊、牛、鸡、猪；五菜是韭、薤、葵、葱、藿。中医早就意识到谷肉果蔬对人体具有调理作用，主张人们以谷类为主食，肉类为副食，蔬菜、水果作为辅助。

现代营养学研究也表明，应当全面摄取人体所必需的各种营养成分。《中国居民膳食指南》就建议每人每天应吃谷类、薯类及杂豆类250～400克，蔬菜300～500克，水果200～400克，鱼虾50～100克，畜禽肉50～75克，蛋类25～50克，奶类及奶制品300克，大豆坚果类30～50克。

可见，要想避免"富贵病"，一方面要"管住嘴"，避免进食过多高油、高脂、高盐食品，多吃蔬菜水果，多吃粗粮；另一方面，要"迈开腿"，采取各种运动方式进行锻炼，许多中医养生功法就是不错的选择。

话说食养食疗

食养就是饮食养生，是在中医理论指导下，利用食物的特性合理摄取食物，以达到强身健体、延年益寿的养生方法。食疗，又称食治，是在中医理论指导下，有目的地选择相关饮食或将食物与药物配合制成药膳，用来治疗或辅助治疗疾病，帮助患者恢复健康的一种治疗方法。

中医认为，饮食可以滋养补身，充养人体的精、气、神，对于形体虚弱的人，可以用补气的粳米、糯米、小米、山药、大枣等食物进行补气；对于阴精不足的人，可以用海参、猪肝、菠菜等食物进行滋养。食物还可以用于调整阴阳，阳虚的人可以吃些羊肉、牛肉、胡桃仁、海虾、韭菜、干姜等温热性食物以温中散寒；阴虚的人可以吃甲鱼、海参、银耳、百合、荸荠等凉性食物以滋阴清热。

此外，有些食物还具有一定的延年益寿功效，如蜂王浆、牛奶、甲鱼、芝麻、桑葚、枸杞子、龙眼肉、胡桃、山药等，这些食物都含有抗衰老的成分。有些食物还具有直接预防疾病的作用，如食用动物肝脏可以预防夜盲症，食用海带可以预防甲状腺肿大，食用麦皮、谷皮预防维生素 B_1 缺乏，食用绿豆汤、西瓜汁预防中暑等。

聊聊药膳

药膳是在中医药理论指导下，将中药与相应的食物原料相配，采用独特的加工烹调技术制作的，具有预防、治疗及保健作用的食品。药膳在我国已有几千年的历史，其主要特点是将防治用药融入饮食生活之中，既发挥了药物的功能，又有饮食的滋味和营养，两者相得益彰。药膳食品通常有粥类、汤羹类、饮食点心类、菜肴类和酒饮类等。

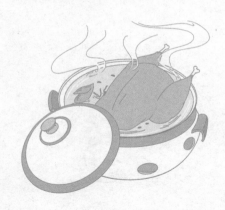

1. 药膳菜肴

选取具有补益作用的食物原料，或者在一般食物原料中加入一定比例的药物，经烹调而成的色香味俱全的菜肴，如黄芪炖鸡、虫草炖老鸭、玉竹猪心等。

2. 药膳饭点

以大米、小米、糯米、面粉等为基本原料，加入一定量具有补益或者性平的药物经加工成为米饭或者面食等主食，如豆蔻馒头、茯苓包子、八宝粥等。

3. 药膳饮料

将药物和食物进行浸泡、压榨、煎煮、蒸馏等方法处理成液体饮用食品，包括酒、饮、乳、茶、汁、露等。如金银花露、金橘冰糖饮、蜂王浆牛乳等。

中国药膳是中医养生的特色内容之一，是中国烹饪和中医药结合的产物，也是中华民族对人类饮食文化的独特贡献。

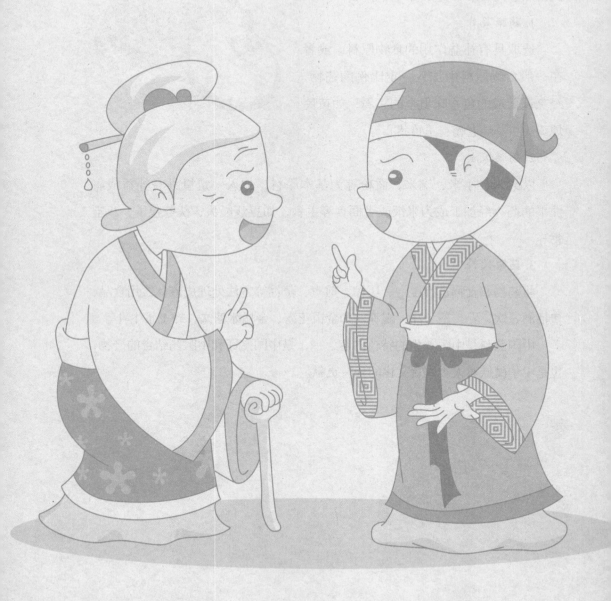